Hannah Blum

Klinikum

Tagebuchnotizen einer Ärztin

Hannah Blum

Klinikum

Tagebuchnotizen einer Ärztin

Lambertus

Für Ferdinand

Die Deutsche Bibliothek – CIP-Einheitsaufnahme

Blum, Hannah:
Klinikum: Tagebuchnotizen einer Ärztin / Hannah Blum. – Freiburg im Breisgau: Lambertus, 1991
ISBN 3-7841-0578-5

Alle Rechte vorbehalten
© 1991, Lambertus-Verlag, Freiburg im Breisgau
Umschlaggestaltung: Christa Berger, Solingen
Herstellung: F. X. Stückle, Ettenheim
ISBN 3-7841-0578-5

Vorwort

Dies sind die Aufzeichnungen meiner Erfahrungen während meiner Tätigkeit als Assistenzärztin in der Strahlentherapie eines Krankenhauses. An eine Veröffentlichung wurde damals nicht gedacht. Alle Bezüge zu Patienten wurden nachträglich verändert, um ihre Anonymität zu wahren. Es werden jedoch keine Reden oder Situationen wiedergegeben, die nicht tatsächlich stattgefunden haben. Die Namen und persönlichen Daten aller beteiligten Personen wurden selbstverständlich verändert, ebenso die Ortsnamen.

„Die Vergangenheit existiert nur in unseren Erinnerungen,
die Zukunft nur in unseren Plänen.
Die Gegenwart ist die einzige Realität.
Der Baum, dessen wir uns intellektuell bewußt werden,
ist wegen der kleinen Zeitspanne stets in der Vergangenheit
und deshalb bereits irreal.
Realität ist stets nur der Augenblick des Sehens,
bevor die gedankliche Verarbeitung einsetzt.
Eine andere Realität gibt es nicht . . ."

                M. M. Pirsig
                „Zen und die Kunst ein Motorrad zu warten"

Aus dem Eid des Hippokrates

Meine Verordnungen werde ich treffen zu Nutz und Frommen der Kranken, nach bestem Vermögen und Urteil; ich werde sie bewahren vor Schaden und willkürlichem Unrecht . . .

Welche Häuser ich betreten werde, ich will zu Nutz und Frommen der Kranken eintreten, mich enthalten jedes willkürlichen Unrechts und jeder anderen Schädigung . . .

Was ich bei der Behandlung sehe oder höre oder auch außerhalb der Behandlung im Leben der Menschen, werde ich, soweit man es nicht ausplaudern darf, verschweigen und solches als Geheimnis betrachten . . .

Vorgeschichte

Am 30.9. kommt der befreiende Anruf. Man will mich. Ich habe eine neue Stelle, ich kann meine Fachweiterbildung in der Strahlentherapie fortsetzen. Alles schien geregelt. Dann erhielt ich plötzlich erneut Post vom Elisabeth-Krankenhaus. Die Verwaltung will mich noch ansehen, ehe sie den Vertrag mit mir abschließt.
Ich rief dort an, versuchte, diesen Termin abzuwenden, denn ich hatte keine Urlaubstage mehr, und die Fahrt erfordert etwa drei Stunden und zurück nochmal soviel. Es nützt nichts: „Wir sind eine konfessionelle Einrichtung, und das haben die Herren Chefärzte noch immer zu akzeptieren. Wir schauen uns selbst an, wer da ins Haus kommt."
Also nochmal die gleiche Hektik. Wie beim Vorstellungsgespräch mit den Herren Chefärzten.
Die Örtlichkeit allerdings ist völlig anders. Das Krankenhaus besteht aus einem Neu- und einem Altbau. Selbstverständlich residiert die Verwaltung im Neubau. Durch eine riesige verglaste Eingangshalle betrete ich entschlossen die Vorhallen des Personalleiters. Das Arbeitszimmer dieses gewichtigen Herrn ist mindestens doppelt so groß wie der Arbeitsraum des Chefarztes. Er thront hinter einem fluchtburgähnlich plazierten Schreibtisch. Steht erst auf, nachdem ich eine kleine Weile mit der Sekretärin vor ihm gestanden bin. Dann darf ich mich setzen. Die meisten mir gestellten Fragen beantwortet er selbst. Im übrigen referiert er mir seine Probleme. Daß er „das Haus" auch vor Terroristen zu schützen habe, schließlich sei „die Rosa Nachtigall" hier Krankenschwester gewesen, bevor sie in den Untergrund abtauchte. Auch unter den Assistenzärzten habe er schon einige schwarze Schafe erlebt. Man könne nicht nur Rechte fordern, es gebe auch Pflichten. Wobei er mir keine Rechte aufzählt, nur Pflichten. Man muß Mitglied einer Kirche sein, um hier arbeiten zu dürfen, selbstverständlich nicht nur pro forma. „Ein Führungszeugnis ihres zuständigen Pfarramtes haben sie noch vorzulegen", denn nach der Steuer könne ja jeder usw. usf.
Eine Mischung aus kriecherischem Kirchentum und verpaßter Chance (er hätte auch promovieren können, als Jurist, erklärt er ernsthaft,

habe aber kein Geld dafür gehabt und arbeiten müssen), Ärzte kann er nicht ausstehen. Er spricht auch von den Gehältern der Chefärzte, diese würden sich aber noch ändern.

Fazit: Es ist eine Gnade für mich, in diesem gesegneten Haus arbeiten zu dürfen. Es ist eine Gnade für alle Ärzte, in diesem Hause zu arbeiten. Letztlich ist ja in so einem Krankenhaus nicht die ärztliche Versorgung der Patienten wichtig, sondern die rundum tätige und kontrollierende Verwaltung. Fast wie in Ringsdorf denke ich – nein, viel schlimmer. Ich bleibe ruhig und lasse alles über mich ergehen, ich will die Stelle.

Tagebuchnotizen

4. NOVEMBER

Ob es richtig war, hierher zu kommen? Wahnsinn, drei Autostunden von zu Hause getrennt – dafür? Ich weiß noch nicht, ob ich durchhalten werde. Schlingpflanzen – gefangen in einem Tümpel voller Schlingpflanzen, so fühle ich mich.
Offizieller Arbeitsbeginn vor 8 Uhr. – Täglich zuerst die Besprechungen. Und das heißt, daß man mindestens eine Viertelstunde vorher anwesend sein muß, um sich umzuziehen und noch rasch die neuesten Neuigkeiten auf der Station zu erfragen. Dazu kommen die endlosen Wege durch das Haus.
Weißbekittelt, sozusagen gestiefelt und gespornt, sitzen wir in der Röntgenbesprechung. Die Hierarchie stimmt: erste Reihe Mitte der Chefarzt, rechts von ihm der erste Oberarzt, links von ihm der zweite Oberarzt. Dahinter, in der zweiten Reihe, die Assistenzärzte, in der Mitte die erste Assistentin, rechts und links die zweiten bzw. die nachfolgenden Assistenten, die allerdings keine festen Plätze beanspruchen.
Wir recken die Hälse, um über die erste Garde hinwegblicken zu können. Es geht im wesentlichen um zu bestrahlende Felder, bestrahlte Felder, erneut zu bestrahlende Felder bei bekanntem oder unbekanntem Primarius und den Metastasen desselben. Hier aus den Röntgenbildern kommt mir kein Menschenschicksal entgegen. Obwohl der Patientenbezug zu den einzelnen Bildern hergestellt wird. Vorne auf dem großen Leuchtkasten, dem Alternator, werden Röntgenbilder gezeigt. Ein Assistenzarzt aus der Diagnostik ruft den Namen zum Bild auf. Zum Beispiel „Maier" - der Therapiekollege, der für diesen Patienten zuständig ist, spult dann, wie aus der Pistole geschossen, die Kurzanamnese des betreffenden Patienten ab. In etwa so: „58 Jahre alte Patientin, '84 am Collum-Ca (eine Geschwulst an der Gebärmutter) operiert und nachbestrahlt, damals Stadium T2 (dies ist die Größeneinteilung des Tumors), jetzt zur Radatio (Bestrahlung) von Knochenmetastasen in Becken und rechtem Femur (Oberschenkel)."
Wenn man diese Daten nicht in vollkommener Prägnanz parat hat, dreht sich der Chef um und bellt z.B.: „Wo sind sie überhaupt tä-

tig?", „Ich denke, das ist ihr Patient?", oder: „Schlafen sie?". Der Kollege an der Tafel nimmt anschließend zum gezeigten Bild Stellung. Neben ihm sitzt der Chef der Diagnostik, der manchmal etwas ergänzt oder die Ausführungen des Diagnostikkollegen relativiert. Der Diagnostikkollege nimmt also keinesfalls unbeschwert an diesem Kreis teil. Der Diagnostik-Chef, Professor Wolf, ist zugleich Direktor der Strahlenklinik.

Wir sind eine große Abteilung, die sich Strahlenklinik nennt, aber in drei selbständige Bereiche unterteilt ist, jeweils mit einem eigenen Chef: Röntgendiagnostik, Nuklearmedizin und Strahlentherapie mit meinem Chef Dr. Zoffke.

Die Strahlentherapie ist die größte Abteilung, das Aushängeschild sowohl der Klinik als auch des gesamten Krankenhauses. Der Klinikdirektor, als eigentlich verantwortlicher Chef der Diagnostik, mischt kräftig mit und betreut hier „seine eigenen" Privatpatienten – die „Unterchefs" sind, wie in den Diskussionen deutlich wird, nur auf dem Papier gleichberechtigt. Die Privatpatienten werden hier ebenfalls vorgestellt. Wobei, wenn ein Chef „Gedächtnislücken" zeigt, sofort ein Assistent mit den gefragten Daten einspringt, denn die Chefpatienten unterstehen praktisch der Betreuung von uns Assistenten. Nur läßt sich der Chef über sie häufiger informieren, kontrolliert genauer und schüttelt ihnen in der Regel einmal täglich die Hand.

Wir sitzen vor den Bildern, gespannt wie die Katze vor dem Mauseloch, um sofort zu reagieren, wenn Kompetenz verlangt ist. Oft werden im Anschluß an das interpretierte Bild sofort Therapieüberlegungen angeschlossen. Zum Beispiel dann, wenn bei einer vorgestellten Patientin mit bekannten Knochenmetastasen jetzt noch, aufgrund des Lungenröntgenbildes, eine Metastase in der Lunge nachgewiesen wurde.

Die Vorgehensweise kann unterschiedlich sein, entsprechend sind die Diskussionen oft zäh und lautstark. Wobei den erfahrenen Assistenten Beiträge erlaubt sind. Sie kennen die Patienten am besten und wissen, was ihnen zuzumuten ist. Ob ihre Überlegungen berücksichtigt werden, ist eine andere Frage. Die Therapien sind hart, in der Regel sehr anstrengend für die Patienten, oft mit erheblichen Nebenwirkungen verbunden. Im wesentlichen geht es jedoch um Feldgrößenbestimmungen, größer, kleiner et cetera. Weiterreichende Probleme des einzelnen Patienten werden nicht veranschaulicht.

Im Anschluß an die Röntgenbesprechung erfolgt die Therapiebesprechung. Ich dachte anfänglich, daß hier die individuellen Probleme der Patienten Erwähnung finden. Nein, Herr Kunz und Frau Müller, zwei gewichtige MTR (Medizinisch-Technische Röntgenassistenten), denen der Bestrahlungssimulator untersteht, zeigen ihre technischen Probleme auf. Der bzw. die Physiker ergänzen die Ausführungen aus ihrer Sicht.

Genaueste Berechnungen der Tiefe und Ausdehnung eines Tumors sind erforderlich, also die sichere Lokalisation und Bestimmung des Tumorvolumens, auch in Beziehung zu Nachbarorganen.

Für jedes Bestrahlungsfeld muß ein individueller „Block" für jeden Patienten hergestellt werden, damit die Bestrahlung immer exakt an derselben Stelle ansetzen kann. Der Block ist aus dickem Blei und grenzt das Bestrahlungsgebiet ein, damit die gesunden Regionen von der Strahlung verschont bleiben. An den weniger sichtbaren Körperstellen werden die Felder später zusätzlich auf den Körper gezeichnet. Für Bestrahlungsfelder im Gesicht wird eine spezielle Maske angefertigt, die der Patient jeweils zur Bestrahlung aufsetzt, um ihm die stigmatisierende Einzeichnung zu ersparen. Die Feldeinzeichnung ist in mehrfacher Hinsicht wichtig: die MTR oder der Arzt wissen täglich sofort, wo bestrahlt wird, der Patient sieht es auch und weiß, daß er dieses Gebiet während des Bestrahlungszyklus nicht waschen darf, um die Haut nicht zusätzlich zu reizen.

Ein ungeheurer technischer Apparat agiert hinter den Kulissen, bis der Patient am Ende einsam im „Bunker" unter dem Linearbeschleuniger liegen kann, nur noch von Fernsehkameras über Monitore beobachtet. Im Gegensatz zum diagnostischen Röntgen, wo der Arzt, geschützt durch eine Bleischürze, ängstliche Patienten während der Untersuchung begleiten kann oder bei der Durchleuchtung immer mit im Raum sein muß, ist in der Strahlentherapie das Betreten des Bestrahlungsraums während der Bestrahlung absolut verboten. Die Strahlenbelastung für den Arzt würde, bedingt durch die Häufigkeit der Behandlungen, zu hoch werden.

Die Bestrahlungsgeräte heißen Linac 1 und Linac 2, zwei Linearbeschleuniger, die Luxuskarossen des Hauses. Photonen zur Tiefenbestrahlung, die Elektronen wirken oberflächlicher, belasten aber die Haut stärker.

Die Therapiebesprechungen finden, außer am Donnerstag, täglich statt. Sie dienen zur Kontrolle und geben die Basis der einzelnen Behandlungskonzepte.

Nach der Besprechung geht jeder an seine Arbeit. Ich bin vorerst auf der Station tätig. Nach zwei Tagen Einarbeitung ist heute der erste Tag, an dem ich allein bin. Ich fühle mich wirklich verlassen, total inkompetent und meinen Empfindungen ausgeliefert. Und dabei benötige ich doch einen klaren Kopf für all die zu treffenden Entscheidungen.

Eigentlich bin ich kein gewohnheitsmäßiger Tagebuchschreiber. Meist ist der Urlaub meine Tagebuchdomäne, ab und zu greife ich auch in außergewöhnlichen Situationen danach. Erlebe ich wirklich nur im Urlaub Ausnahmesituationen, verläuft mein Leben sonst in derart geordneten Bahnen, daß mich nichts irritieren kann? Nein, wirklich nicht – aber im Urlaub empfinde ich das abendliche Niederschreiben meiner Erlebnisse teils als zusätzlichen Genuß, teils als eine Art Inventur für spätere träumerische oder auch nur nachdenkliche Stunden, wenn dann der Alltag wieder dominiert. Mein Beruf, die täglich verplante Zeit, ist mir trotz aller Vielfältigkeit, das Selbstverständliche. Eine zusätzliche „Buchführung" scheint überflüssig, die Ordnung wird von den Anforderungen wie von selbst aufrecht erhalten. Probleme müssen mit Kollegen, Freunden, mit dem Freund sofort diskutiert werden. Was bleibt, denke ich, das bleibt, einfach weil es erlebt und gelebt wurde. Wie das Glied einer Kette.

Jetzt ist alles anders. Ich fühle mich in einer Ausnahmesituation, muß festhalten und registrieren, um zu begreifen. Nach all den Vorgesprächen, dem Schriftwechsel – bin ich wirklich hier gelandet?!

Seit Sonntag wohne ich im fünften Stock eines Personalwohnheims, maximal zehn Minuten Fußweg zu meinem Arbeitsplatz. So richtig habe ich mich nicht auf meine neue Tätigkeit gefreut, Spannung und Angst überwogen. Das liegt wohl an den unerfreulichen Vorgesprächen und den ersten Erfahrungen. Bestimmt auch an Roland, der mir plötzlich Schauergeschichten erzählte und Böses prophezeite. Ich komme ja nur bedingt freiwillig hierher. Ich will meine Facharztausbildung für Radiologie und Strahlentherapie fortsetzen und fand anderswo keine Stelle.

Eine düstere Fassade. Zwanziger Jahre? Der Putz blättert. Das Haus liegt an einer tosenden Durchgangsstraße. Enge Fenster blicken aus

trostlosen Mauern. Natürlich ist die „Radiologische Klinik" im Altbau untergebracht.
Leo begleitete mich am Montag. Wir verabschiedeten uns am Eingang. Dann klappte die schwere Holztür hinter mir zu. Der Autolärm prallt an ihr ab wie das Licht und der Menschenfluß der Straße. Intra muros – hinter den Mauern, eine eigene Welt, in die ich jetzt Tag für Tag eintauche.
Visite. Diese Arbeit betrachtete ich bisher als meine wichtigste Aufgabe. Man kann sich auf die Patienten einlassen, baut Berührungsängste ab, die eigenen und fremden. Meine erste Visite war ein Schock. Ich fühlte mich vollständig erschlagen und hatte das Bedürfnis, einfach wegzulaufen. Ich blieb, aber das Entsetzen sitzt mir noch im Nacken.
Ich versuche, meine erste Visite zu schildern.
Auf dem düsteren Flur herrscht Feldlazarett-Atmosphäre: Hektische Schwestern beim Schrubben von Bettgestellen. An ihnen vorbei werden Patienten liegend transportiert. Ein Pfleger mit dem Verbandswagen, meine Kollegin und ich versuchen, in ein Zimmer zu gelangen. Mittendurch schiebt sich der Teewagen mit einer kreischenden Stationshilfe. Das Chaos ist vollständig, die Szenerie eingenebelt von einem dumpfen Geruchsgemisch aus Urin, Desinfektionslösung und Pfefferminztee.
Zimmer eins: Herr Zubin mit metastasierendem Zungengrundkarzinom und Lebermetastasen. Herr Zubin liegt im Leberkoma, eine Kanüle im Hals (Tracheostoma), aus der es trocken schnorchelt, die Augen halb geschlossen, der Bauch aufgetrieben. Ich verspüre heftigsten Ekel. Wir verabreden mit dem Pfleger, daß nur noch die minimale Behandlung stattfindet. Schmerztherapie und Flüssigkeitszufuhr, Medikamente zur Ausscheidung der zugeführten Substanzen – mehr bleibt für den Patienten nicht zu tun.
Zweites Zimmer: Herr Dürr. Er hat ebenfalls ein Tracheostoma, metastasierendes Mundboden-Karzinom mit Knochen- und Hirnmetastasen. Der Patient krampft, während wir bei ihm sind, wir verabreichen Valium. Seine Frau sitzt am Bett und streichelt ihn. Sie meint, es solle doch besser bald vorbei sein. Ob er sie noch hören kann, ob er spürt, daß sie bei ihm ist? Die Frau rührt mich an, ich bin verstört und heilfroh, daß ich schnell wieder aus dem Zimmer kann, denn die Visite geht weiter, viel Zeit haben wir nicht.

Draußen meint eine Schwester, die Frau würde nur Theater spielen, denn sie habe sich doch geweigert, ihren Mann mit nach Hause zu nehmen. Ich weiß es nicht, aber vielleicht bietet ihr das Krankenhaus den rettenden Strohhalm der Hoffnung, daß noch etwas geschieht. Zumindest scheint es so, ich weiß nicht. Mir geht zu viel durch den Kopf, eine Entscheidung darüber, was besser wäre, kann ich nicht treffen.

Drittes Zimmer. Hier liegen vier unserer Patienten. Wir besitzen keine eigene Station, wir haben Patientenbetten auf der urologischen Männerstation.

Herr Hilmar, ein dünner, fahl aussehender, noch relativ junger Patient (Jahrgang '39). Er lächelt uns an und meint, mit dem Bein, das könne so nicht weitergehen, da müsse was geschehen. Herr Hilmar hat heftige Schmerzen im linken Knie. Eine Metastase seines Pancoast-Tumors der rechten Lunge. Bei diesem Tumor bricht manchmal ein peripher sitzender Lungentumor nach außen, durchfrißt dabei die Rippen und wächst sichtbar als Vorwölbung unter der Haut weiter, er kann aber auch die Haut zerstören und bildet dann ein großes Geschwür. Der Patient war eigentlich inoperabel, als der Tumor erkannt wurde. Ein Chirurg hatte trotzdem die Operation gewagt, den Tumor jedoch nur teilweise entfernen können, so daß eine große Höhle mit zerfallendem Gewebe entstand, da im Tumorgebiet keine Heilung möglich ist. Aus der Thoraxwand läuft ein schmieriges stinkendes Sekret, aber der Patient hat im Lungenbereich keine Schmerzen. Er wird nun palliativ bestrahlt, auch am Knie. Die Metastase am Knie schmerzt extrem und hat zur völligen Bewegungsunfähigkeit des Gelenkes geführt. Herr Hilmar ist trotzig, kämpferisch. Wie ich nach der Visite erfahre, sind seine Tage gezählt, es gibt keine Rettung. Er hat Fieber, die Blutwerte sind schlecht, er ist zum Skelett abgemagert, kämpft gegen einen riesigen Drachen, der ihm langsam die Brust zudrückt und auch den übrigen Körper abschnürt.

Daneben im Bett liegt Herr Wolter mit Tonsillen-Karzinom und Zustand nach der ersten Bestrahlungsfolge. Wenn er sich davon erholt hat (er hat schwerste Veränderungen der weißen Blutkörperchen), muß ein zweiter Zyklus folgen, denn der Tumor hat sich kaum zurückgebildet. Herr Wolter klagt über heftige Schluckbeschwerden, ist ängstlich, er zeigt uns einen Zeitungsartikel von Hackethal, will uns Therapieideen geben. Er hat seinen Zustand begriffen und

schwankt zwischen Ablehnung und Ohnmacht. Er wird mit hochkalorischer Flüssigkeit ernährt, damit er zu Kräften kommt und die nächste Bestrahlungsrunde ertragen kann, die ihn dann, zusammen mit dem Tumor, erneut in die Knie zwingt.
Chemotherapie- und Bestrahlungsnebenwirkungen: Übelkeit, schwerste Blutbildveränderungen mit rapidem Abfall der weißen Blutkörperchen, damit hohe Infektanfälligkeit. Entgleisung der Elektrolyte, im Halsbereich zunächst Zunahme der Schluckbeschwerden (oft viel extremer, als die Beschwerden durch den eigentlichen Tumor waren), Haarausfall und Depressionen, die Patienten können die Therapie oft kaum ertragen, sehen den Tumor plötzlich als kleineres Übel.
Herr Mittag, Zustand nach Bestrahlung eines inoperablen Bronchialkarzinoms. Herr Mittag wirkt heiter. Man hält ihm vor, daß er wieder heimlich geraucht habe. Er steht vor der Entlassung in ein Heim, da er keine Angehörigen mehr hat, vorerst keine weitere Therapie erfolgen kann und er jetzt so krank ist, daß er nicht mehr allein leben sollte. Herr Mittag ist ein alter Mann, vielleicht wirkt er deshalb so gelassen, er hat sein Leben gelebt. Eigentlich sieht er gar nicht krank aus, auch wenn er zwischendurch einen spröden Hustenanfall bekommt, aber für exzessive Raucher ist das nicht so ungewöhnlich. Der Pfleger meint, daß es nicht mehr lange so weiter gehen wird, er käme sicher bald zurück.
Herr Schilp, der vierte in der Runde, Alkoholiker und Raucher, mit metastasierendem Zungengrundkarzinom. Er wird bestrahlt, kann nicht mehr schlucken. Deshalb wurde ihm eine Ernährungssonde über die Bauchdecke in den Magen geführt, um die physiologische Ernährung annähernd zu gewährleisten (nach diesen Bestrahlungen im Mundbereich sind die Geschmacksnerven ohnehin so irritiert, daß kein normales Geschmacksempfinden mehr möglich ist). Herr Schilp wirkt apathisch, gibt nur spärlich Antwort, stellt keine Fragen, will wohl seine Ruhe haben (er wohnt zu Hause mit seiner 89jährigen Mutter, scheint ein Einzelgänger zu sein).
Viertes Zimmer, Herr Jandl, ein Tscheche. Er kam, nachdem ihm in einer Lungenfachklinik wegen eines Bronchial-Ca ein Lungenflügel entfernt wurde. Zur Sicherheit werden nun bei uns die Lymphknoten im Lungenwurzelbereich nachbestrahlt. Herr Jandl fühlt sich ganz gut, hofft, daß er bald nach Hause kann.

Ich bin müde, mein Rücken schmerzt – mir geht soviel durch den Kopf, aber ich bin erledigt, ich muß morgen weiterschreiben.

5. NOVEMBER

Nach der Visite nehme ich den Neuzugang auf. Herr Flotow, Mundbodenkarzinom seit 1985, mit Operation (OP) und Bestrahlung. 1986 Rezidiv mit erneuter OP und Bestrahlung. Jetzt Tracheostoma (der Patient kann nicht sprechen, es kommen nur noch geröchelte Laute aus der Speiseröhre, durch die Bestrahlung besteht außerdem eine hochgradige Einschränkung des Hörvermögens). Der Patient hat ein neues Rezidiv und soll wieder bestrahlt werden. Von seiner Halsmuskulatur ist fast nichts mehr vorhanden, die linke Halsseite ist derb, eingezogen, narbig und rot. Der Kopf sitzt wie ein Fremdkörper auf dem dünnen, deformierten Stiel, der sich Hals nennt. Vorn über dem Brustbein ein Loch, aus dem Luft pfeift und aus dem Herr Flotow in Abständen seinen Bronchialschleim absondert. Der Blick in den Mund des Patienten ist erschreckend: die Schleimhaut weißlich von Soor überzogen (ein Pilz, der besonders bei reduziertem Allgemeinzustand zu wachsen beginnt), die Mundstrukturen wulstig deformiert. Die Verfassung des Patienten ist schlecht, er ist so geschwächt, daß er nicht stehen kann. Er ist auffallend gepflegt, mit Schmuck behangen, die Finger mit zahlreichen Ringen verziert. Herr Flotow lächelt bei der körperlichen Untersuchung matt. Beim Abtasten des Thorax klagt er über heftige Schmerzen. Als ich dann die von der überweisenden Klinik mitgelieferten Lungenbilder betrachte, sehe ich Lungen- und Rippenmetastasen, auch die Wirbelkörper scheinen befallen – ein Trauerspiel.
Telefonate, Befundkontrollen, Beschaffung von Akten, Erstellung von Therapieplänen, dazwischen Anlegen von Infusionen, Blutabnahmen, Gespräche mit Patienten und Angehörigen – um 12.20 Uhr rasch zum Mittagessen, hier Rücksprache mit einem Chirurgen über Herrn Hilmars Knie. Nach dem Essen Eintragungen in die Akten. Dabei lese ich sie. Dann Ansetzen der weiteren Therapie, Rücksprache mit den Schwestern und Pflegern etc.pp.
Anruf des Chefs. Visite auf der Privatstation. Diese wird von den verschiedenen Disziplinen des Hauses gemeinsam belegt. Ich betreue

hier zur Zeit drei Frauen. Nach Aussagen der Kollegin ist dies ein sehr niedriger Stand, man hat meist fünf bis sieben Privatpatienten neben der Männerstation. Allerdings kontrolliert hier Dr. Zoffke selbst täglich den Stationsablauf. Das heißt, er läßt sich von mir informieren und besucht nochmals mit mir gemeinsam die Patienten.

Frau Halter, Jahrgang '44. Vor vier Jahren tastete sie selbst einen Knoten in der Brust, ging aber nicht zum Arzt. Vor einigen Wochen kam sie, da der Tumor nicht nur größer geworden war, sondern durch die Haut nach außen durchbrach. Die Patientin ist verheiratet, angeblich drängte der Ehemann längst darauf, daß sie zum Arzt gehen solle. Nun hat Frau Halter außer dem Lokalherd in allen Knochenabschnitten Metastasen, aber auch im Brustfell (Pleura), wodurch es zu ausgedehnten Ergüssen in den Pleuraräumen kam. Die Bestrahlung der linken Brust konnte nur noch palliativ erfolgen, um den grausigen Befund etwas einzudämmen. Von der Brust ist nicht mehr viel zu sehen, ein flaches, derbes, massiv gerötetes Areal mit einem verschorfenden Krater in der Mitte. Wir verordnen, um dem ganzen Körper zu helfen, eine „Systemtherapie", d.h. eine Chemotherapie. (Metastasen bedeuten immer, daß sich die Tumorerkrankung bereits auf den gesamten Körper ausgedehnt, also eine Zellaussaat ins Körpersystem bewirkt hat). Im Gegensatz zur Bestrahlung, die nur am speziellen Bestrahlungsort auf den Tumor einwirkt, erreicht die Chemotherapie alle Organe.

Frau Halter ist abgemagert und völlig teilnahmslos, direkte Fragen beantwortet sie spärlich und meist mit abgewandtem Gesicht. Daneben Frau Gregor, eine Geschäftsfrau, übersprudelnd optimistisch. Sie wurde an einem Ovarialkarzinom operiert. Metastasen fand man nicht. Vielleicht hat sie eine Chance. Nach der Operation wurde noch eine radioaktive Substanz (Phosphor 32) in den Bauchraum eingeführt, um kleinste versprengte Zellen des Tumors (die bei der Operation eventuell abgeschwemmt werden können) abzutöten. Nun, nach genauer Untersuchung ihres Herzmuskels (mittels eines Myokardszintigrammes), wird sie prophylaktisch eine Systemtherapie erhalten. Die Therapie kann das Herz schädigen, weshalb eine strenge Indikation gestellt werden muß. Wer schon ein krankes Herz hat, kann so nicht therapiert werden.

Im nächsten Zimmer Frau Moritz, Mammakarzinom. Die Patientin ist von Metastasen durchsetzt, seit heute sind auch Hirnmetastasen

bekannt. Es ist kaum zu glauben, aber die Patientin liegt wach und aufmerksam im Bett, keinesfalls abgemagert oder krank aussehend, sie wirkt richtig euphorisch. Die Patientin möchte gern aufstehen, aber sie darf nur noch flach liegen, da die Wirbelsäule durch die Metastasen so zerfressen ist, daß es zu Spontanfrakturen kommen kann und dadurch zur Verletzung des Rückenmarks mit Querschnittslähmung. Man diskutierte, ob die Wirbelsäule mit Stäben operativ stabilisiert werden kann. Aber jetzt, mit den Hirnmetastasen, wird kein Chirurg so einen Eingriff mehr durchführen wollen, und es ist fraglich, ob eine so schwerwiegende Operation der Patientin überhaupt noch zuzumuten ist.
Um kurz nach 19 Uhr verlasse ich die Station.
So etwa verlaufen meine Tage, wobei ich im Moment noch viele Wege doppelt gehen und oft nachlesen muß. Die meisten Medikamente sind neu für mich, auch die Bestrahlungskonzepte, deren Pläne ich jeweils für den einzelnen Patienten aufstelle, oft kombiniert mit Chemotherapie, die dann nur an bestimmten Tagen verabreicht wird oder, zur Unterstützung, direkt vor der Bestrahlung.
Bei der Visite am zweiten Tag verstarb Herr Dürr, der Patient, um den seine Frau so sehr bangte.
Frau Halter wurde entlassen, zwei neue Patienten von mir aufgenommen.
So verläuft hier immer der Einstieg der neuen Assistenten: zuerst die Männerstation mit maximal zehn bis zwölf Patienten und die Privatpatienten. Danach steht die Frauenstation mir als nächste Stufe bevor, da sind dann 24 bis 30 Patientinnen.
Meine Vorgängerin arbeitet mich in zwei Tagen ein. Dabei muß sie sich gleichzeitig mit ihrer neuen Abteilung, der Frauenstation, vertraut machen.
Die „Strahlenstation" der Männer ist eigentlich keine selbständige Station. Wir, die Strahlenklinik, teilen die vorhandenen Betten mit den Urologen. Uns stehen zwölf Betten zu, etwas weniger als die Hälfte. Man versucht die Patienten zu separieren (einerseits um die Nichttumorpatienten zu schonen, andererseits aus organisatorischen Erwägungen – obwohl die hier tätigen Schwestern und Pfleger die Patienten gemeinsam betreuen). Aufgrund der Räumlichkeiten gelingt die Trennung jedoch nicht immer. Insbesondere das Einzelzimmer für die präfinalen, die todkranken Patienten, ist oft heiß um-

kämpft, da die Strahlenklinik den Raum eigentlich ständig benötigt, andererseits aber auch einmal Urologiepatienten sterbenskrank werden können.

Heute war die erste Chefvisite. Sie findet jeden Donnerstag statt. Der Chef verfuhr so mit mir, als hätte ich seit Jahren die Position der Stationsärztin. Gnadenlos erwartete er, daß ich alles weiß, alles im Griff habe, selbst das therapeutische Detailwissen mußte parat sein. Ich war nach der Visite nervlich so fertig, daß ich erstmal auf dem Klo meine Anspannung heulend aus mir rausjapste.

Am Nachmittag führte ich mehrere Gespräche mit der Sozialarbeiterin, weil Nachsorgekuren, Wohnveränderungen, häusliche Pflegemöglichkeiten usw. zu klären waren. Die Sozialarbeiterin, eine ältere, resolut wirkende Frau mit Erfahrung. Der erste Mensch hier, mit dem man reden und eigene Schwächen zugeben kann, ohne sofort in eine Prüfungssituation versetzt zu werden. Ich spüre auch, daß sie die Patienten als Menschen sieht, mit all ihren Vorzügen und Nachteilen.

Mein bisheriger Eindruck: der Laden muß laufen, die Chefs erwarten eine reibungslose Organisation. Im Vordergrund steht die Therapie, die Technik steht dabei ganz im Mittelpunkt. Die Patienten als Menschen, ihre Gefühle, rangieren an letzter Stelle, finden eigentlich keinerlei Beachtung. Sicher gibt es Erfolge, der Linearbeschleuniger bringt Tumoren zum Einschmelzen, kann Metastasen verhindern oder vernichten.

Vielleicht besteht das Problem darin, daß auf Station nur die fast aussichtslosen Kranken bleiben; die ‚besseren' Patienten können auch ambulant bestrahlt werden. Außerdem sind wir keine Uniklinik, noch dazu ein privates Haus, und da sollte, um die Geräte am Laufen zu halten, die Statistik immer im Plus stehen. Eine Firma, die sich rentieren muß; unsere Ware ist der Patient – so sieht es, scheint mir, die Direktion.

Heute fand ich einen guten Draht zu einigen Patienten, die während meiner Visite plötzlich ganz verschmitzt wurden, sich vorsichtig öffneten, über die üblichen Floskeln hinaus mit mir ein Gespräch führten.

Enthusiasmus? Ich will den Tod und die mögliche eigene Erkrankung nicht verdrängen, aber es lähmt mich, dem Sterben so furchtbar nah zu sein, zu sehen, wie die Waage täglich mehr dem Tod zuneigt. Wie die Menschen sich nach und nach ihrer Umgebung entfremden. Schöne Tote werden wohl nur in der Oper oder in der Literatur geboten.

10. NOVEMBER

Herr Zubin starb am Samstag. Oft dachte ich am Wochenende an ihn, aber mehr mit der erschreckenden Vorstellung, er könne das Wochenende überleben. Er zeigte nur noch geringe Lebensäußerungen, reagierte mit den Augenlidern auf die Ansprache seiner Frau. Ich weiß, ich sollte vorsichtig sein. Was ein Mensch in dieser Lage noch alles versteht, das ist schwer zu ergründen, besonders hier. Sein Kreislauf wurde zunehmend stockender, der Körper saft- und kraftlos. Ich war erleichtert, als ich ihn am Montag nicht mehr antraf.
Am Dienstag Neubelegung des ‚Zubinbettes'. Nein, noch kein Einzelzimmer. Ein 1956 geborener Patient mit „Neurofibromatosis Recklinghausen". Eine angeborene Erkrankung der Hautanhangsorgane mit wulstartigen, wammenartigen Hautlappen im Rücken und Genitalbereich. Der Körper des Patienten rasenartig überzogen mit unterschiedlich großen, teilweise behaarten Pigmentflecken. In diesen Flecken entwickelte sich ein Melanom, ein bösartiger Hauttumor. Seit drei Jahren ist die Erkrankung bekannt, war der Patient immer wieder in Behandlung. Inzwischen hat er ausgedehnte Lebermetastasen. Seine Chancen stehen nicht gut. Ich erfahre den Beruf von Herrn Hoffmann, er ist, nein, er war Dreher. Merkwürdig, in keiner Akte findet sich ein Vermerk zur sozialen Vorgeschichte der Patienten, wahrscheinlich aus Zeitmangel. Die Patienten sind hauptberuflich Patienten, ihre möglichen Neigungen und Gewohnheiten sind nicht gefragt. Nicht mehr gefragt? Allein die Zimmersituation, ob sich jemand mit dem Bettnachbarn versteht, ihn ertragen kann, der ganze Schambereich – ich darf darüber nicht nachdenken, ich halt es nicht aus.
Herr Hoffmann bekommt heute und in den nächsten Tagen jeweils Chemotherapie. Es ist sein zweiter Zyklus mit DTIC. Er kennt das Schema, Aufklärung ist nicht nötig. Während die Infusion einläuft, habe ich Gelegenheit, mit ihm zu sprechen. Er schaut mich mit großen Augen an und fragt mich in seinem typischen Dialekt: „Hab ich e

Chance?" Ganz selbstverständlich und ohne Wenn und Aber kommt die Frage. Und ohne Überlegung antworte ich: „Aber klar, sonst würden wir ja keine Therapie versuchen". Er sagt nichts dazu, ich auch nicht. Wir sprechen von seinen Schlafstörungen, und ich bin froh darüber.

Frau Gregor hatte heute ebenfalls ihren ersten Chemotherapietag. Über vier Tage wird dieser erste Zyklus gehen. Dann schließt sich, nach einigen Wochen Pause, der zweite Zyklus an. Frau Gregor, die Patientin mit dem operierten Ovarialkarzinom und dem grenzenlosen Optimismus. Zuerst machte mir dieser alles ignorierende Optimismus eine Gänsehaut. Aber jetzt genieße ich ihn. Sie bekommt ein aggressives Therapieschema mit drei verschiedenen Substanzen verordnet, die nicht nur die Tumorzellen vernichten, sondern erhebliche Nebenwirkungen am Körper zeitigen können (Übelkeit, Blutbildveränderungen, mögliche Nieren- und Herzschädigungen, Haarverlust). Ich habe eine ziemlich schlaflose Nacht hinter mir. Diese Therapie muß sehr vorsichtig durchgeführt werden, angefangen bei der Berechnung der Dosis. Eine festgelegte Menge pro Kilogramm Körpergewicht, eigentlich banal, aber ein falsches Komma wäre katastrophal – und niemand kontrolliert mich. Spritzt man das Zeug versehentlich daneben, kann es zu Gewebenekrosen kommen. Ausreichende Flüssigkeitsinfusionen sind nötig, um die Nieren gut zu spülen. Es gelang, und Frau Gregor zeigte vorerst kaum Nebenwirkungen, nur leichte Übelkeit. Sie scherzte während der Therapie über den möglichen Haarverlust. Wenn die Schwester diese Substanzen auf die Spritze zieht, hat sie Haut-, Atem- und Augenschutz zu tragen – so wirkungsvoll ist das Zeug.

Herr Hilmar bekam eine Drainage des Pleuraraums gelegt, der ohnehin schon eine Öffnung nach außen vorwies, aus der es suppte. Jetzt kann der Eiter besser entweichen, sein sich zersetzender Tumor leichter abfließen.

Ein anstrengender Tag. Um dreiviertel Neun verlasse ich die Station. Alles ist wahnsinnig aufregend. Spaß macht es nur zum Teil, nur dann, wenn der Kontakt mit Patienten und Pflegepersonal klappt und ich nicht wie auf einem Förderband durch die Krankenhausgänge rolle, von Termin zu Termin.

Die Verwaltungsarbeit ist beträchtlich. Die von mir zu treffenden täglichen Anordnungen oder Verordnungen müssen während der Visite ins Visitenbuch geschrieben oder diktiert werden. Da die Schwestern und Pfleger sehr überlastet und entsprechend vergeßlich sind, muß ich am Nachmittag kontrollieren, ob die Anordnungen durchgeführt und korrekt auf der Kurve eingetragen wurden. Da es sich bei den Verordnungen oft um eine Erhöhung oder Reduktion der Medikamentendosis handelt (z. B. von Schmerzmitteln oder Insulin, denn viele Patienten leiden zusätzlich an behandlungsbedürftigen Begleiterkrankungen), ist klar, wie wichtig die genaue Einhaltung dieser Verordnungen ist.

Bei der Visite sollte täglich eine Art Momentaufnahme des Zustands der Patienten gemacht werden, aus der sich die weitere Vorgehensweise ergibt. Ich muß die Bestrahlungsfelder und Laborwerte kontrollieren, um entscheiden zu können, ob der Patient weiter so zu behandeln ist oder ob eine Therapiepause angebracht wäre, um den Patienten nicht durch die Therapie selbst zu gefährden. Deshalb ist es unumgänglich, daß ein Vertreter des Pflegepersonals bei der Visite dabei ist, um deren Eindrücke einzubringen, aber auch um zu hören, was der Patient zu sagen hat, was Arzt und Patient besprechen. Vor jeder Visite schaue ich die Kurven durch, um den aktuellen Stand (Laborwerte, Fieberkurve, Pulswerte, Eintragungen der Nachtschwester usw.) aufzunehmen. Wobei die Laborwerte nicht einfach da sind. Sie müssen von mir angefordert werden. Ich bin dafür verantwortlich, daß eine Entgleisung der Elektrolyte erkannt wird (einerseits durch das klinische Bild, andererseits durch die Objektivierung mittels der Laborkontrolle des Blutes).

Röntgenanforderungen, Laboranforderungen, EKG-Anforderungen, Anmeldung eines Patienten zur Krankengymnastik, Konsiliumsscheine, um z. B. einen Fachkollegen um eine ergänzende Untersuchung zu bitten. Passiert letzteres zu oft, dann muß dem Chef gegenüber genau begründet werden, was der Anlaß war – „Unsicherheit" des Assistenzarztes wird als Erklärung nicht akzeptiert. Und ist dem „Überleben" in der Institution auch nicht förderlich. Jede Anforderung, Verordnung oder Anordnung muß schriftlich fixiert werden, um eine genaue Kontrolle zu ermöglichen. Das ist sinnvoll bei den teilweise durchzuführenden Therapien und angesichts des Personalmangels, sonst würde jeder Überblick verloren gehen. Aber, und dies ist der Knackpunkt, der Stationsarzt steht im Zentrum der Organisation, er muß Anordnungen treffen und dafür geradestehen.

Dienstags ist Oberarztvisite, die ich als lehrreich empfinde, da man den Oberarzt wenigstens zwischendurch, trotz allem Zeitdruck, einmal ganz einfache, für den Ablauf jedoch wichtige Dinge fragen kann und vernünftige Antworten bekommt. Der Chef fordert das Bluffen geradezu heraus, er achtet nur auf Fehler und will einem ständig beweisen, was für ein Idiot man ist. Daß die Patienten eine fundierte Behandlung erfahren sollen, wird dabei häufig ausgeblendet. Denn der Chef kann gar nicht alles sehen, und fragen tue ich nur, wenn das Klima danach ist. So holt man sich Rat aus Büchern und bei erfahrenen Kollegen. Wenn die Patienten wüßten, auf welch schwachen Füßen eine scheinbar gewichtige Therapie manchmal steht – unvorstellbar!

Die Räumlichkeiten liegen weit auseinander. Im Keller die Bestrahlung, an einem Ende des langen Flurs der Therapiebesprechungsraum, am anderen die Röntgenabteilung und der Röntgenbesprechungsraum. Im Parterre die Männerstation und im ersten Stock, über mehrere Flure zu erreichen, auf einen langen Gang verteilt, die Zimmer unserer Privatpatienten!

Irgendwie bin ich auch neugierig, will den Einstieg finden, mein eigenes System umsetzen, mehr Menschlichkeit schaffen. Schließlich habe ich auch einmal als Sozialarbeiterin gearbeitet. Manchmal spüre ich dieselben Vorbehalte den ‚Weißkitteln' gegenüber wie damals, als ich noch in der Psychiatrie tätig war, die Ärzte oft als arrogant und inhuman empfand. Oh Gott, diese Vorurteile, und nun gehöre ich selbst dazu, werde gemessen an der Gilde. Darüber sollte ich auch einmal schreiben.

Realistisch betrachtet, bin ich froh, dem Gleichmaß des Lebens und Arbeitens in Ringsdorf entronnen zu sein. Aber ich fühle mich dümmer als jeder Lehrling, stehe unter einem irrsinnigen Druck, weil eben andere Anforderungen an mich gestellt werden als an einen Berufsanfänger. Mein Medizinerexamen liegt einige Jahre zurück, den klinischen Alltag auf Station kenne ich seit meinem „Praktischen Jahr" nicht mehr. Jetzt kämpfe ich mit Kaliumwerten, erhöhten Harnsäurespiegeln, Schlafstörungen (meine sind mindestens so stark wie die der Patienten – ich falle abends todmüde ins Bett, schlafe tief und erwache meist nach drei Stunden, oft schweißgebadet, mit tausend Gedanken an den klinischen Alltag). Dümmer werde ich nicht, ich lerne zwangsläufig viel, aber alles hat einen unmittelbaren

Bezug zur täglichen Praxis. Die Schwestern erwarten klare Anweisungen, und sie haben ein Recht darauf, daß ich die Verantwortung übernehme. Der Oberarzt zeigt freundliche bis kühle Distanz, ist selbst im Streß; der Chef wirkt eiskalt, völlig verständnislos für die Probleme der Ärzte, der Patienten und des Personals. Ich glaube, er hätte gerne lauter Fachleute um sich, die ihm allerdings nicht widersprechen dürfen, daß wir noch in der Ausbildung sind, das realisiert er überhaupt nicht — der Laden hat zu laufen.

11. November

Beachtliche Strahlungserfolge anhand guter Verlaufsbilder in meinem Buch über Strahlentherapie gesehen. Mein Pech, daß ich eine Station betreue, die keinen, aber auch keinen einzigen Patienten aufweist, der die Chance hat, jemals wieder gesund zu werden.
Bei Herrn Flotow bestätigten sich die Lungen- und Knochenmetastasen seines Halstumors. Ein Plattenepithelkarzinom, d.h. der Tumor spricht schlecht auf Chemotherapie an. Heute meinte der Oberarzt bei der Visite: „Wir haben keine andere Wahl, wenn das Rezidiv im Halsbereich bestrahlt ist (es gibt Höchstdosen, man kann nicht unendlich bestrahlen), dann müssen wir eine Chemotherapie anschließen. Diese wird dann allerdings sehr aggressiv, deshalb darf sie nicht parallel erfolgen. Das könnte ihm ein halbes Jahr bringen." (Was wird das für ein halbes Jahr sein?, denke ich). Schwester Theresa: „Dann stirbt er wenigstens an der Therapie."
Der Patient muß vor der Therapie genau aufgeklärt werden, sein Einverständnis geben. Für mich das erste Mal, diese Situation, und ich weiß noch nicht, wie ich es anstellen soll. Ich wünsche mir, ach, ich weiß nicht, ich hoffe, daß Herr Flotow einen friedlichen Tod finden kann.
Heute war der erste Tag, an dem ich zwischendurch einmal bewußt aus dem Fenster sah, einen Moment durchatmete und dabei in Gedanken die Mauern übersprang, an zu Hause dachte. Gegen sechs Uhr verließ ich, glücklich wie ein Schneekönig, mein Zimmer und dachte, herrlich, ein freier Tag. Es war ein guter Tag: Frau Gregor zeigte noch immer keine nennenswerte Übelkeit. Frau Moritz, die Patientin mit der Hirnbestrahlung, war froh über den Besuch einer ihrer

Schwestern aus Amerika (Ihre andere Schwester hatte mir von dem bevorstehenden Besuch erzählt. Wer weiß, ob Frau Moritz im Januar noch leben würde – für dann war der Besuch eigentlich geplant). Frau Moritz freute sich. Sie fragt täglich nach dem „Orthopäden", der ihr Korsett ändern soll, weil sie abgenommen hat und ohne Stützkorsett nicht mehr aufstehen darf. Der „Orthopäde" ist eigentlich ein Korsettmacher, aber egal. Die Gewichtsabnahme bei Tumorpatienten gilt als schlechtes Zeichen und leitet häufig das Endstadium ein.
Frau Moser jammert noch immer wegen der blauen Flecken, die ihr meine Blutabnahme eingebracht hat, aber das trifft mich heute nicht, ich freue mich riesig, daß Frau Gregor alles so gut überstanden hat.
Als ich beschwingt die Station verlassen wollte, kam mir Schwester Gertrud entgegen und meinte vorwurfsvoll, daß ich keine Anweisung wegen Frau Gregors niedrigem Kaliumwert gegeben hätte, sie wolle ihr nun Kaliumbrausetabletten verabreichen. Ich wurde etwas nüchterner, verdammt!, das hatte ich vergessen (ein niedriger Kaliumspiegel kann Herzrhythmusstörungen verursachen), großartig jedoch, daß die Schwester daran dachte. Aber darauf darf ich mich nicht verlassen.
Ich kaufte mir am Kiosk ein Bier (die Flasche für DM 2.80) und eine Zeitung. Nur noch abspannen. Nach Stadtbummel oder so war mir bislang nicht. Ich brauche abends Ruhe, um mir meine Gemütsfalten zu bügeln. Mein Telefonat mit Leo, er tut mir so gut, obwohl ich meist durchhänge und gar nicht auf ihn eingehen kann – was für ein Leben.
Morgen ist Chefvisite, hoffentlich geht alles klar.
Schade, daß ich kein Telefon im Zimmer habe, mit dem auf dem Flur kann ich nur angerufen werden, nicht selbst telefonieren. Leo fehlt mir heute besonders, ich würde so gern an seiner Brust lehnen und mich etwas wärmen lassen. Übermorgen ist Freitag. Die Woche rast. Immer wünsche ich mir, daß die Zeit vergeht, nein, im Urlaub auf Sardinien, da hätte ich die Zeit am liebsten angehalten. Die Arbeitswochen galoppieren dahin, und ich bin froh darum. Das Leben müßte mehr Lustwochen bieten. Die vier Wochen Sardinien empfand ich als eine halbe Ewigkeit, vier Arbeitswochen, selbst jetzt, wo alles neu und spannend ist, ziehen dagegen vorüber wie ein Lichtband am Bahnhof, das Werbung oder Nachrichten abspult – ohne Unterlaß.

12. November

Plötzlich hat der späte Herbst begonnen. In vierundzwanzig Stunden putzte er die meisten Blätter von den Bäumen. Regen peitscht an mein Fenster im fünften Stock des Personalwohnheims. Zum ersten Mal drehe ich mir heute die Heizung an, um noch gemütlich ein bißchen sitzen zu können.

Kurz nach 21 Uhr verließ ich das Krankenhaus – wollte alles gut geordnet haben, um morgen annähernd zeitig zu sein, wenn Leo mich abholt. Dann liegt die zweite Arbeitswoche hinter mir – hoffentlich geht dieser Tag noch gut vorbei. Heute war es fast zu schön, besser gesagt: befriedigend. Mit Herrn Flotow und seiner Frau führte ich ein gutes Gespräch. Nun hat Herr Flotow die Gewißheit, daß sich Lungen- und Knochenmetastasen angesiedelt haben. Als ich es ihm eröffnete, wirkte er nicht so erschrocken, wie ich befürchtet hatte. Er weinte kurz und sagte dann, daß er eigentlich damit gerechnet habe. Mit der Therapie war er nicht gleich einverstanden. Er sah jedoch, wegen seiner Schmerzen, keinen Ausweg.

Seine Frau hatte sich von ihm scheiden lassen, erzählte sie mir später, und auch, daß ihr Mann Alkoholiker sei und daß sie furchtbare Jahre mit ihm erlebt hätte, ihre fünf Kinder hätten das alles nur schwer verkraftet. Vor drei Jahren heiratete sie ihn erneut. Die Initiative ging von ihm aus, als er erfuhr, daß seine Krankheit zum Tod führen könne, wegen der Rente.

Frau Flotow wohnt mit einem neuen Partner zusammen, besucht ihren Mann aber regelmäßig. Sie empfinde zwar keine Liebe, aber Mitleid, dieses Schicksal habe er nicht verdient. Zur Erinnerung: Herr Flotow, Jahrgang '38, Mundboden-Ca seit ca. drei Jahren – er kann kaum sprechen, hört extrem schlecht. Jetzt hat er Metastasen. Vor einigen Jahren mußte er bereits wegen eines sogenannten Raucherbeines operiert werden. Letztlich ein Ergebnis des Raubbaus am eigenen Körper, vielleicht bei schicksalhaft hinzugekommener Veranlagung (wer weiß das schon?). Raucher und Alkoholiker sind besonders häufig von derlei Karzinomen betroffen.

Dann die Neuaufnahme. Herr Bempfle, ebenfalls stimmlos nach Entfernung des Kehlkopfes wegen Larynx-Ca, jetzt Rezidiv mit Einbeziehung der Speiseröhre. Er kann nicht einmal mehr Flüssigkeit schlucken, wird über eine Magenfistel ernährt. Seine Frau weint und

sagt, es sei nicht richtig, daß man die Patienten so vollständig aufkläre, damit könne man nicht mehr leben. Ihr Mann wirkt ruhig und sehr gefaßt, aber das kann täuschen. Frauen können ihre Gefühle meist besser äußern, was wahrscheinlich der leichtere Weg ist, wenn es auch (weil es?), den Gesprächspartner stärker belastet. Wir reden etwa eine Stunde zu dritt, auch über das Sterben. Die bekannte Tatsache, daß alle sterben müssen. Die Lebensfülle, das „Wie habe ich gelebt?", ist entscheidend. Letztlich weiß ich aber klar, daß dies alles äußerst schwache Argumente sind. Besonders dann, wenn jemand gerne lebt, aber ohne Sprache, ohne Essen und immer zwischen Bestrahlung und Zeiten mit schwachem Wohlbefinden hin- und herpendelnd leben muß. Es nutzt nichts, egal, wie ich argumentiere. Wie sagte doch Großmutter immer: man muß es nehmen, wie es kommt; zumindest hier, in diesem Krankenzimmer, gibt es kaum eine Alternative. Das Gespräch fand nicht etwa im Zimmer statt und hätte ohnehin mit vier Bettnachbarn ablaufen können, – nein, wir hockten in einer Flurecke, an uns vorbei schob sich der übliche Stationstrott.
Herr Hilmar bekam endlich einen zentralen Zugang, und ich brauche ihn jetzt nicht mehr jeden Tag mit Braunülen zu quälen, die am nächsten Tag bereits verstopft sind und neu gelegt werden müssen. Sein Arm ist völlig zerstochen, ich mochte ihn nicht mehr mit diesem so blutigen und vergeblichen Geschäft strapazieren. Nun geht es uns beiden besser.
Eben versuchte ich nochmals, Leo anzurufen, wollte wenigstens seine Stimme hören, aber er meldete sich nicht. Na ja, Abendsport, ich muß nämlich zum Telefonieren ins Parterre, und das per pedes aus dem fünften Stock, besser als nichts.
Eine Freundin hat geschrieben, ihr Brief stellt weder Fragen noch gibt er Antworten.
Ich freue mich auf das Wochenende, wenn ich, wie Leo immer sagt, von Montage heimkehre, zu Leo, den Freunden, dem Kater, dem Knoblauch aus der heimischen Küche, zu meinem Piano und zu Luft und Leben und überhaupt.

16. November

Montag.

Hatte heute zwei neue Patienten aufzunehmen.

Von Herrn Trautmann muß ich unbedingt erzählen. Mein erster Patient, dessen Erscheinungsbild nicht in die endlose Galerie des Schreckens paßt.

Ein vital aussehender Mann, Ende fünfzig, Chefstatiker einer Baufirma. Vor einigen Wochen entdeckte er plötzlich einen Knoten im Bereich der rechten Nackenseite. Ein etwa drei mal vier Zentimeter messender, derber, kaum verschiebbarer Halslymphknoten. Seine Hausärztin schöpfte Verdacht auf Lymphknotenerkrankung und punktierte den Tumor. Das Punktionsmaterial sandte sie einem niedergelassenen Pathologen zur zytologischen Untersuchung. Dieser diagnostizierte ein NHL (Non-Hodgkin-Lymphom), zentrozytisch und kleinzellig – d. h. eine schwerwiegende Lymphknotenerkrankung. Zugleich schickte man einen zweiten Zellausstrich nach Kiel, wo die NHL-Spezialisten der BRD arbeiten. Ihr Befund steht noch aus. Herr Trautmann wurde von uns zum „Staging" aufgenommen. Dahinter verbirgt sich die Zusammenfassung der Untersuchungen, die zur Erkennung einer Tumorerkrankung oder zur Festlegung des Krankheitsstadiums führen. Untersucht wird, welche Organe von der Erkrankung betroffen sind. Danach planen wir die Behandlung. Die Therapiekonzepte für das NHL stehen fest, entwickelt von der Kieler Forschungsgruppe. Die Erkrankung ist in verschiedene Stadien eingeteilt. Danach richtet sich die spezielle Therapie. Der HNO-Kollege und die Internisten müssen bei Herrn Trautmann noch konsiliarisch tätig werden. Die Standarduntersuchungen des „Stagings" sind: eine genaue körperliche Inspektion (Sehen, Tasten, Reflexkontrolle), die Röntgenkontrolle des Thorax, Sonografie des Bauchraumes (unter besonderer Beachtung von Leber und Milz), und ein Knochenszintigramm – im Einzelfall kommen noch einige auf die spezielle Erkrankung abgestimmte Untersuchungen hinzu.

Während der körperlichen Untersuchung sprachen Herr Trautmann und ich ausführlich miteinander. Er fühle sich überhaupt nicht krank. Nur der „Knubbel" am Hals beunruhige ihn, er wolle nichts versäumen. Dabei ließ er durchblicken, daß er sich mit seinem Pro-

blem fast albern vorkomme, insbesondere in Anbetracht der Schwerkranken um ihn herum.
Er muß so beeindruckt gewesen sein, wie ich es am ersten Tag war, mit dem Unterschied nur, daß er Patient ist und eventuell Mut für eine anstrengende Therapie schöpfen sollte.
Ansonsten Montag wie üblich. Verstorben ist am Wochenende niemand, aber Herr Hilmar hat weiterhin hohes Fieber, das nicht zu beeinflussen ist. Er sieht täglich hohler und durchsichtiger aus. Inzwischen ist er so dünn, daß ich ihn allein aus dem Bett heben könnte; er kann aber vor Schwäche längst nicht mehr sitzen. Das Aufstehen ist immer wieder ein Diskussionspunkt. Die Patienten sollen sooft wie möglich heraus aus dem Bett und wenigstens im Sessel sitzen (was für die ganze Kreislauf- und Atmungsfunktion eminent wichtig ist). Die meisten sind jedoch derart geschwächt, daß dies nur mit Hilfe der Pfleger möglich ist. Daraus erwächst eine zusätzliche Belastung für den Stationsablauf. Schließlich müssen die Patienten auch wieder ins Bett gebracht werden. Und manchmal halten es die Patienten nur für eine kurze Zeit im Sessel aus. Die meisten können sich nicht allein waschen – viele Kleinigkeiten, die sich aber summieren. Die Besetzung der Station ist schlecht, keine Berücksichtigung der erschwerten Arbeitssituation. Die Schwestern und Pfleger sind nett, aber die Spannungen lassen sich nicht übersehen. Oft werde ich in Diskussionen über die Arbeitssituation verwickelt. Es ist schon merkwürdig, welche Erwartungen in mich gesetzt werden. Weil ich die Ärztin bin, schon darum gehen die anderen davon aus, daß ich alles im Griff habe, die Probleme bewältige, Ideen habe, die Station führe, vielleicht sogar Personalveränderungen bewirken kann. Selbst die sonst selbstbewußte leitende Stationsschwester, die wirklich durchblickt und von der ich schon viele Ratschläge erhalten habe, kommt bei bestimmten Fragen, auch organisatorischer Art zu mir, und glaubt, ich könne da Abhilfe schaffen. Meine Fassade scheint perfekt. Offensichtlich merkt niemand, wie erschöpft und überlastet ich bin, wie ich mir alles mühsam Schritt um Schritt erarbeiten muß.

18. November

Heute ist Feiertag, Buß- und Bettag, ich bin allein in Schaumburg, weil es sich nicht lohnte, für diesen einen Tag nach Hause zu fahren. Bis zehn Uhr geschlafen, das tat gut. Dann am Fenster gefrühstückt. Erstmals genieße ich den Blick aus dem fünften Stock. Ein Landei, köstlich, vom Heimatmetzger Fleischsalat, Kaffee und Johannisbeermarmelade aus dem eigenen Garten, handverlesen und -verarbeitet. Mein Blick reicht weit. Im Vordergrund, zwischen grünen Rasenflächen, geradlinig geteilt von nur noch spärlich gelbbeblätterten Bäumen, einige Büro- und Schulgebäude, zwar keine richtigen Hochhäuser, aber mit kühlem Beton- und Stahlgesicht, unterbrochen von schwarzen Fensterfronten. Weiter weg zwei vertraut wirkende Kirchtürme. Wie die Kirche bloß heißt? Noch immer bin ich nicht auf Entdeckungsreise gegangen. Vielleicht lasse ich mich heute auf einen Bummel ein. Andererseits genieße ich die Ruhe, den Ausblick, und merke, daß ich mich nach dem Schreiben sehne. Mein Frühstücksplatz ist rasch geräumt, die Schreibmaschine aufgestellt.

Kein Arbeitstag vergeht ohne besondere, leider meist negative Ereignisse. Bei allen Schrecken, die mir manchmal die Krankheiten der Patienten einjagen, empfinde ich die kalte, durchmechanisierte, seelenlose Atmosphäre am furchtbarsten, die vom Chef nach unten ausstrahlt und von da nach allen Seiten weiterwirkt. Der Chef ist ein hochgewachsener, stets glatte, leicht hochhakige Stiefeletten tragender Mensch, so er nicht lässige Holzpantinen anhat, wenn er Iridiumeinlagen vornimmt und eine spezielle Arbeitskleidung benötigt. Komisch, seine Schuhe und insbesondere seine Körperhaltung lassen mich nicht los. Er hat etwas von einem Sheriff an sich, einem Westernhelden, der stets allein kämpft. Die Dorfbewohner sind einerseits froh um ihn, denn er säubert das Dorf von Banditen, hat alles und jeden im Griff. Dafür muß es ihm erlaubt sein, dem Barkeeper eine zu scheuern, wenn der Whisky nicht schnell genug serviert wird. Von zwischenmenschlichen Beziehungen hält er nichts, die Leute sollen ihre Arbeit tun; ob das viel oder wenig ist, ob es sich dabei um Menschen handelt, um kranke zumal, das kümmert nicht. Daß die Stationsarbeit nicht nur im Pillenverordnen oder aus Bestrahlungsplänen und Zytostasekonzepten besteht, sieht er nicht, das will er nicht sehen, nur die mechanisierte Therapie zählt. Die Bettenbelegungszahlen, das Plansoll, die Statistik muß stimmen. Klar, wir sind ein privates Haus, da können Löcher nicht mit öffentlichen Geldern gestopft werden. Daß wir ein christliches Haus sind, das sieht man nur an den Inschriften in der Eingangshalle und am Kreuz im Krankenzimmer. Meine Gespräche mit Patienten oder Angehörigen, alles zeitaufwendige Tätigkeiten, zählen nicht.

Um 16.15 Uhr ist Feierabend, so steht es jedenfalls im Tarif. Man könnte Lachkrämpfe kriegen. Es interessiert nicht, was wirklich auf Station zu bewältigen ist. Die Arbeit kann ich nur unter höchster Anspannung und mit täglichen Überstunden schaffen. Aber meine Patienten sind keine Akten, wir sind eine Gemeinschaft, das kann ich nicht ignorieren.

Zwischen dem Chef und uns Assistenzärzten herrscht manchmal ein derartiger Gesprächston, daß ich nur staunen, oft gar nicht mehr reagieren kann. Ich kann es kaum begreifen.

Ich trage einen Piepser in der Tasche, ein kleines Funkgerät, über das ich immer und überall erreichbar bin, bei der Blutabnahme, im Gespräch mit einem Patienten, auf dem Klo. Wenn der Chef oder ein Oberarzt mich benötigen, piepst das Gerät, und ich habe prompt zu reagieren. Zum Beispiel ergeht dann folgender Befehl: „Hier Zoffke – kommen Sie zur Privatstation!" – oder „Melden Sie sich am Linac 1!", oder „Rufen Sie Nummer sowieso an!". Gestern war ich gerade dabei, einem Patienten eine Infusion anzuhängen und reagierte nicht auf den nervtötenden Piepston. Kurz darauf ein Telefonanruf auf Station (immerhin geht's auch anders; man weiß, wo ich erreichbar bin), und eine Schwester rief in die Zimmertür, ich solle sofort ans Telefon: der Zoffke. Sie meinte weiterhin, daß der den letzten Ton drauf habe, ob man sich das denn gefallen lassen müsse? Ich ging ans Telefon. Erste Frage: „Warum reagieren Sie nicht auf den Piepser, schlafen Sie?" Ich erklärte, daß es gerade aus arbeitstechnischen Gründen nicht ging. Darauf die Antwort: „Das interessiert mich nicht, wenn ich sie brauche, haben sie gefälligst zu antworten. So – haben sie ein Bett frei, ich brauch ein Bett für einen Patienten!" Ich erkläre ihm, was er auch selbst wissen sollte, daß wir nämlich absolut überbelegt sind. Darauf der Zoffke: „Ich brauch ein Bett, also was ist los, da muß doch ein Bett frei sein". Ich schlage vor, er könne ja mit der Schwester sprechen, mir wäre es egal, ich hätte kein freies Bett. „Ist das Ihre Station oder nicht?" – „Ja, aber ich sagte Ihnen

doch, daß kein Bett frei ist". Darauf knallt er den Hörer auf die Gabel. Zehn Minuten später erneuter Anruf. „Was ist los, ich erwartete ihren Rückruf wegen eines Bettes". — „Ich habe kein Bett frei, und außerdem stehen bei mir noch zwei Leute auf der Warteliste". Darauf legt der Herr Chefarzt kommentarlos auf. — Wenn ich das so niederschreibe, könnte ich fast kichern; es ist so bekloppt, der Chef bekam nicht, was er wollte. Vorläufig stehen den Patienten auch in diesem Haus noch eigene Betten zu. Die Betten müssen noch nicht mit zwei Patienten belegt werden — das kommt, aber noch ist es nicht soweit. Ich rege mich trotzdem auf — dieser rüpelhafte Ton, und ich habe keine Möglichkeit, mich dem zu entziehen, merke ganz einfach, daß mich diese Art verletzt und mir gleichzeitig Angst macht, es lähmt mich. Ich stehe nicht darüber. Die Assistenzärzte sind die letzten Ärsche in dieser Abteilung. Will man die Arbeit richtig machen, und dazu zähle ich auch die psychische Betreuung der Patienten, dann muß man einen Zwölf-Stunden-Tag in Kauf nehmen. Sonst sind die Patienten unzufrieden, die Schwestern, die auch völlig überfordert sind, fühlen sich nicht ernst genommen, was wiederum negative Folgen für den Stationsablauf hat. Sie werden lustlos, und man muß noch mehr apparative Dinge selbst überwachen. Mechanisiert man die Arbeit so, wie es der Chef verlangt, dann wird der meßbare Arbeitsanteil cool abgespult: Visite, Bestrahlungspläne erstellen, kontrollieren, Zytostase, Hände an die Hosennaht. „Entweder Du akzeptierst den Laden, wie er ist, oder Du kannst Dich nach der ersten Woche erschießen", sagte ein Kollege, als ich mal fix und fertig war und von ihm wissen wollte, wie er das alles ertrage, ob ich zu empfindlich und zu wenig belastbar sei. Soweit war ich am vergangenen Freitag. Welche Chancen habe ich? Noch kann ich hier binnen von zwei Wochen gehen, wie großzügig, aber dann bin ich arbeitslos. Noch scheint mir der Gang zum Arbeitsamt so schwer, daß ich durchhalte. Wahrscheinlich bin ich der Typ, der sich eher erschießt, als finanziell und moralisch abhängig zu werden. Wobei die Abhängigkeit von dieser Sorte Arbeit mich fast an den Rand meiner Kräfte bringt. Ein Jahr muß ich durchhalten, dann kann ich das Kapitel ‚Strahlentherapie' abschließen. Nicht die Arbeit zerstört die Menschen, die Menschen zerstören sich selbst. Macht ist maßlos.
Herr Zoffke ist der dritte Chefarzt, den ich hautnah erlebe. Alle waren verschieden. Gemeinsam war ihnen, daß sie hart arbeiten und

kämpfen mußten, um diesen Gipfel zu erklimmen. Ich glaube, daß nur wenige dabei Charakter behalten. Krause, der Pathologie-Chef, pflegte ein „Humangesicht". Ein Schöngeist, der es liebte, von den Assistenten angehimmelt zu werden, auch ich schwamm lang in seinem Fahrwasser. Bei genauerer Betrachtung ging es ihm aber nur um die Knete, knallhart, sein Oberarzt wurde ausgebeutet, daß man es kaum mit ansehen konnte. Krause brillierte in jedem Verein, die Kleinarbeit wurde vom Oberarzt geleistet. Der buckelte und machte Männchen, weil er hoffte, irgendwann vom einflußreichen Krause zum Chef hochgejubelt zu werden. Löffler, der Ringsdorfer Röntgenchef, hatte erkannt, daß er mit dem Chefposten eigentlich alles erreicht hat. Die Arbeit wurde sicher auch nicht zu seinem Nachteil verteilt, aber im Rahmen der üblichen menschlichen Schwächen. Löffler war selten unfair, konnte auch anerkennen, wenn man was gut gemacht hatte, spornte an; man arbeitete und lernte dabei. Die Situation in Ringsdorf war insgesamt entspannter, selten waren alle überlastet und es fiel nicht unverhältnismäßig viel Arbeit an.

Hier, im Fall Zoffke, hatte sich eine Abteilung zu einem kaum noch überschaubaren Apparat aufgebläht, dem ein ehrgeiziger Macher vorstand, dahinter eine geschäftstüchtige Verwaltung. Aus welchen subjektiven Defiziten heraus auch immer, jedenfalls ist der Zoffke arbeits- und anerkennungssüchtig. Sein liebstes Kind, die Bestrahlungsmaschinerie, muß laufen; er ist Herr über Leben und Tod. Wenn die Patienten ‚austherapiert' sind, wie es so sinnig heißt, dann können sie nach Hause oder sollen rasch verlegt werden, damit die Betten für den Nachschub frei sind. Aber bitte ohne den Fließbandverkehr und die Statistik zu beeinträchtigen. Der Stationsarzt ist eine Art Verladearbeiter; wenn einer mehr sein will, dann hat er das als sein Hobby zu betrachten – wobei, genauer besehen, diese Hobbys durchaus willkommen sind. Nur erkennt man sie nicht an, weil man sonst eingesehen müßte, daß mit diesen Räumlichkeiten und diesem Stellenschlüssel der Apparat eigentlich nicht funktionieren kann. Schließlich existieren einerseits Tarifverträge, und andererseits brauchen die Patienten mehr Zuwendung als gewissenhafte Laborkontrollen und zwei Gray Bestrahlungsdosis täglich.

Manchmal möchte ich ein Tonband laufen lassen, es ist wirklich unglaublich. Schriftlich kommt mir alles wie entschärft vor: der Ton

macht die Musik. Die täglichen Besprechungen wären ein Tummelplatz für Verhaltensforscher und Psychiater.
Bewundernswert, wie der Zoffke meist sämtliche Patientendaten abrufbereit im Kopf hat. Ein Roboter mit einem Heer von Sklaven. Wer selbst Roboter werden will, ist fein dran. Die Nichtroboter haben mit Wut, Ohnmacht, Schlafstörungen, kurz sämtlichen Symptomen eines unterdrückten, arbeitsüberlasteten Menschen zu kämpfen. Nicht zuletzt sind die Kollegen auch untereinander manchmal recht scharf. Man schüttet sich zwar gelegentlich die Seele aus, aber wenn es darauf ankommt, wird der Stil des Hauses gepflogen, immer darauf bedacht, die eigene Haut zu schützen.

19. NOVEMBER

Soweit ist es gekommen. Morgens pünktlich ins Haus gefegt, später eine Viertelstunde (!) hektische Mittagspause genossen. Ansonsten ohne Unterbrechung, teilweise im Sauseschritt, angespannt und konzentriert bis gegen 20 Uhr geackert. Heute keinen besonderen Anschiß bekommen. Ich bin wie ausgelutscht, aber wenigstens nicht depressiv vor ohnmächtiger Wut. Ja, ein guter Tag.
Ein Kollege meinte, es liege nicht an meinem Anfängertum, das sei die Norm in diesem Laden. Wenn ich meine Stationsarbeit wie bisher machen will, dann kann ich mich vergessen. Es ist mit normalen Mitteln einfach nicht zu schaffen. Und das soll nun noch mindestens elf Monate so weitergehen, von der Mehrarbeit während des Urlaubs der Kollegen und dem eigenen, von der Vor- und Nacharbeit ganz zu schweigen.
Von den Patienten rede ich gar nicht mehr, ein Schicksal ist entsetzlicher als das andere.
Frau Reber, Patientin und Mutter, Mammakarzinom mit Hirnmetastasen, wird derzeit ambulant bestrahlt. Die Patientin (ich lernte sie beim Spätdienst am Bestrahlungsgerät kennen), verweigert stationäre Aufnahme, da sie ihren durch Diabetes mellitus erblindeten und dialysepflichtigen Sohn pflegen will, der sonst in einem Heim untergebracht werden müßte.
Frau Klotz, im Januar am Sigma-Ca operiert, fühlte sich danach gesund. Jetzt wegen Schulterschmerzen, von Orthopäde zu Orthopäde

gelaufen, bis man die Knochenmetastasen erkannte. Herr Busko, Darm- und Nierenbeckenkarzinom, jetzt pathologische Brustwirbelkörper-Frakturen mit beginnender Querschnittslähmung. Der Patient verweigerte eine ‚Entlastungsoperation'. Der Eingriff wäre nicht ungefährlich, der Erfolg ohnehin fraglich. Herr Busko will die ihm verbleibende Zeit noch mit annähernd klarem Bewußtsein erleben. Und so fort. Eine endlose Liste.

Seit einigen Tagen nehme ich an den Gerätediensten teil. Wir sind in der Strahlentherapie fünf Assistenzärzte. Zwei Kollegen arbeiten auf der Männer- und Privatstation sowie der Frauenstation. Zwei Kollegen betreuen die Patienten an den Bestrahlungsgeräten, ein Kollege arbeitet in der ambulanten Nachsorge.

Da die Geräte von 7.30 Uhr morgens bis gegen 23 Uhr nachts laufen und eine Bestrahlung nicht ohne Arzt durchgeführt werden darf, ist dieser sogenannte Gerätedienst erforderlich. Die am Gerät tätigen MTR arbeiten in zwei Schichten. Bei den Ärzten gibt es keinen Schichtdienst; wir müssen diesen Dienst im Wechsel als sogenannten Spätdienst zusätzlich leisten und bekommen die Zeit als Überstunden bezahlt, Freizeitausgleich ist aus organisatorischen Gründen nicht möglich. Man arbeitet dabei also einfach nach dem „normalen" Arbeitstag weiter und ist morgens wieder pünktlich am Arbeitsplatz.

Brachte meine erste Lymphknotenpunktion hinter mich. Kein Hexenwerk. Der Lymphknoten muß mit einer Hand so gut fixiert werden, daß er nicht wegrutschen kann. Mit der anderen Hand sticht man mit einer Kanüle durch die Haut in das Zentrum des Knotens und saugt das gewünschte Zellmaterial an. Wichtig ist danach der gute „Ausstrich" des Punktionsmaterials auf zwei Objektträgern. Diese werden zur Untersuchung an das zuständige Labor gesandt. Jedenfalls war meine Aufregung schlimmer als die ganze Punktion, und Herr Trautmann, der Patient, meinte, er habe nicht einmal den Einstich gespürt.

Der Anlaß der Punktion ist am beunruhigendsten. Denn wenn die von mir punktierten Leistenlymphknoten „positiv" sind, dann heißt das, daß die Erkrankung in einem fortgeschrittenen Stadium ist. Bisher war ja nur der Halsbefund bekannt. Bei meiner Inspektion entdeckte ich die vergrößerten Leistenlymphknoten und mein Oberarzt befürwortete heute, nachdem er selbst nachgetastet hatte, die Punktion. Aber manchmal sind die Leistenlymphknoten ganz unspezifisch vergrößert – Herr Trautmann meinte selbst, die wären noch nie anders gewesen. Mal sehen.

24. NOVEMBER

Meine Schreibpausen haben unterschiedliche Gründe. Manchmal bin ich einfach so müde, daß ich meinen Kompaktalltag gar nicht mehr aufzeichnen möchte. Ich fühle mich wie ein Luftballon unter Überdruck. Wenn die Luft entweicht, kann ich nur noch schlaff ins Bett fallen; auch gut. Am Wochenende liegt es am Ortswechsel. Die streng bemessene Zeit zu Hause verschluckt mich auf ganz andere Art. Leo und ich genießen, jeder auf seine Weise, unsere knapp bemessene gemeinsame Zeit. Letztes Wochenende war Leos Mutter zu Besuch, dann ein „Tag der offenen Tür" im Atelier eines Freundes, mit sympatischen Gästen und interessanten Gesprächen. Zwei pralle, intensive Tage. Am Sonntagabend kroch, wie so oft, die Depression an mir hoch, der Montag schob sich wie eine schwarze Wand heran.
So extrem wie jetzt habe ich meine Arbeits- und Freizeitwelt noch nie erlebt. Freizeit ist eigentlich nur das Wochenende daheim, Freunde, Gespräche, kurz die Außenwelt. Wir leben zu viert auf einem ehemaligen Bauernhof: Paul arbeitet als Maler und Holzschneider, Leo als Fotograf. Beide haben ihren Arbeitsbereich zu Hause. Clara ist Lehrerin an einer nahe gelegenen Schule. Die Kluft zwischen Arbeit (= Fremdbestimmung) und Freizeit (= Selbstbestimmung) ist bei mir derzeit sicher am größten. Wobei ich die freie Zeit bewußter erlebe. Selbst die Gerüche meiner häuslichen Umgebung gewinnen eine bisher nie gekannte Qualität.
Und dann wurde der Montag viel leichter als erwartet. Nein, arbeitsmäßig wurde nichts einfacher. Aber plötzlich verspürte ich Gelassenheit. Ich wage es kaum auszusprechen, denn bestimmt hält dieses Gefühl nicht vor. Aber am Montag konnte ich vier neue Patienten aufnehmen, was wirklich einige Arbeit bedeutet, ohne den schrecklichen Piepser, der einem den Chef ständig ins Ohr zwingt, und oft Anweisungen bringt, die aufwendig und unumgänglich sein mögen, aber letztlich für mich überhaupt nicht relevant sind. In diesem Haus kann ein Assistent zum Aktensuchen angehalten werden, eine Akte, die der Chef benötigt, aber keineswegs die eines Patienten, mit dem man

selbst befaßt ist. So daß man dann oft zusätzlich zum eigenen Stationsbetrieb noch durch das Haus zu hetzen hat, um irgendeine Akte aufzustöbern.

Abends traf ich mich mit Karin auf ein Bier, die Kollegin, die meine Station vorher betreute. Wir waren beide etwas schlaff, aber es tat gut, die verschiedenen Positionen zu besprechen. Karin sieht die Klinik ähnlich. Sie hat aber einen anderen Ausweg gefunden. Den Patienten könne man sowieso nur partiell helfen, außerdem wolle sie die ohnehin geringe Freizeit für sich bewahren. Sie betrachtet die Stationsarbeit als Sport, d. h. sie ist bestrebt, alles so perfekt durchzuorganisieren, daß der Chef keinen Haken findet, daß der technische Ablauf elegant bewältigt wird. Schon richtig. Weil ich Karin nicht für einen seelenlosen Roboter halte, weiß ich das auch einzuordnen. Ich denke, sie behandelt die Patienten trotzdem nicht nur wie Krankenblattnummern, aber vielleicht wird dadurch manches leichter. Andererseits ist mir klar, daß der Chef auch gar nicht mehr fordert, als daß der Laden technisch perfekt zu laufen hat. Und wenn eben nach einer Akte zwei Stunden gefahndet werden muß, was schon vorkam, dann läßt man halt andere wichtigen Arbeiten liegen. Wahrscheinlich ist das die vom Chef gewünschte Sportart: korrekte Aktenführung, Infusionen anhängen und 'raus aus dem Zimmer. Ich bleibe noch gern beim Patienten, denn der ahnt zumeist, was für Teufelszeug er bekommt und hat Angst. Auch die Lebensgefährlichkeit einer Erkrankung bleibt den Patienten nicht verborgen. Viele sind erleichtert, sich aussprechen zu können. Diese Gespräche können aber nicht in fünf Minuten abgehandelt werden. – Ich weiß noch nicht genau, wie ich es einrichten soll. Vorläufig gelingt es mir nicht ohne diese verfluchten „freiwilligen" Überstunden, die ich zusätzlich zu den Zwangsüberstunden ableiste, die auch keiner in dem Laden sieht. Doch, die Patienten. Wenn ich gelassener werde, dann ist es ein Fortschritt.

Von einer Freundin kam heute ein sehr dichter Brief, der zufällig auch das Thema Gelassenheit ansprach. Es stimmt schon: meine Ungeduld, alles gleich können zu wollen oder sofort ins tiefe Loch zu stürzen, ist enorm. Damit mache ich mir bestimmt manches kaputt. Sich in die Arbeit fallen lassen, sie nehmen, das wäre richtig, und dabei entspannt werden, um dann weicher aufzutauchen. Plötzlich spüren, daß man etwas gelernt hat, besser klar kommt. Statt verbissen alles sofort wollen und sich dabei verkrampfen, ohne den Genuß am Lernen zu haben. Seelische Reife? Ein weites Feld, allzu kurvig verlaufen meine Stimmungen, vielleicht muß ich das nur anerkennen können. Ich tröste mich mit den Worten der großen Denker und ihrer Epigonen: Wenn man es endlich so richtig begriffen hat, das Leben, dann ist es auch zu Ende.

Manchmal weiß ich nicht, wozu dieses oder jenes gut ist. Welche Erfahrungen muß ich wirklich machen? Was ist überhaupt Pflicht? Unterordnung oder Auflehnung? Den an mich gestellten Ansprüchen gerecht werden? Vor sich selbst bestehen können? Es fällt mir manchmal schwer, meine Ansprüche zu definieren. – Was heißt eigentlich leben? Das halbwegs sinnvolle Ausfüllen der Zeit zwischen Geburt und Tod? Damit ist alles und nichts gesagt.

Aber eigentlich ist weder das Leben noch der Tod gegenwärtig mein Problem. Mein Problem ist die Schwelle, der Zwischenraum vor dem Tod. Die ungeheuerliche Wahrheit über eine Erkrankung, das Bewußtsein der Endgültigkeit. Lächerlich, angesichts der einen Wahrheit, daß alles Leben zum Tod führt? Ich finde es nicht lächerlich. Lächerlich sind vielleicht wir, die täglich mit dem Sterben konfrontiert sind, die sich einbilden, die Stärke zu besitzen, den Durchblick, die Macht. Dann liegt da plötzlich ein ‚Kollege' mit metastasierendem Magenkarzinom, Chirurg von Beruf. Einer, der es doch wissen müßte und der nichts wissen will. Empört sind wir: dieser Verdränger. Ein kranker Arzt – da mußte einer der sonst so Starken die Seite wechseln. Wir wollen das nicht anerkennen, pochen auf unser angebliches Wissen über Krankheit und Tod. Distanzieren uns leise ironisch in den Besprechungen, wenn nebenbei angemerkt wird, der erkrankte Kollege sei der festen Meinung, „in sano" (im Gesunden) operiert worden zu sein und sähe die Rückenschmerzen (aufgrund seiner Metastasen) nur als Folge von Muskelverspannungen an. Eine richtige Aufklärung des Patienten wäre unmöglich, die erforderliche Chemotherapie wolle er nur als Prophylaxe verstehen. – Merkwürdig! Merkwürdig?

Es ist schon seltsam. Wenn ich mit Suchtkranken arbeite, einen Unfallpatienten versorge, einen Blinddarm operiere – dann kann ich mir als Arzt eine Barriere aufbauen. Dann stehe ich als Therapeut ganz auf der Seite der Gesunden. Weil ich die Gesundung dieser Patienten als einziges und mögliches Ziel anstrebe, kann ich mich distanzieren, verleiht mir das Therapiekonzept Sicherheit. Aber hier ist die Situation eine ganz andere. Die ursprünglichen Erkrankungen spielen in diesem fortgeschrittenen Stadium oft nur noch eine sekundäre Rolle. Entscheidender ist der unmittelbare Zustand der Patienten an der Schwelle zum Tod. Gesundung oder gesellschaftliche Wiedereingliederung kann kein realistisches Ziel mehr sein. Vielmehr muß der Sinn des ärztlichen Handelns darin liegen, den Weg über die Schwelle menschenwürdig mitzugestalten.

Hier liegt vielleicht ein wesentliches Problem der Strahlentherapie, jedenfalls so, wie sie sich mir bisher darstellt. Eine hochgezüchtete Technik, die viele therapeutische Möglichkeiten eröffnet. Verschiedene, früher unheilbare Tumoren können geheilt werden, Metastasen werden verhindert oder in ihrer Entwicklung verlangsamt, Schmerzen gelindert oder behoben. Auch bei den nichtmalignen Erkrankungen bietet die Strahlentherapie gute Behandlungsmöglichkeiten, beispielsweise nach Unfällen oder Hüftgelenksoperationen, wenn mittels Bestrahlung eine „Verkalkungsprophylaxe" durchgeführt wird – eine Technik, ohne die die Medizin nicht mehr denkbar ist. Auf der anderen Seite tritt so sehr die Technik in den Mittelpunkt, daß der Blick, die Empfindung für die einfachen menschlichen Bedürfnisse, verloren geht. Totale Ignoranz gegenüber dem ganzen Menschen, dem individuellen Lebensrhythmus. Der Mensch nur noch als Träger einzelner Organe und Körperteile, der Tod eine statistische Größe. Mir ist bewußt, daß diese Problematik gesellschaftlich und nicht rein medizinisch ist. Die Hilflosigkeit gegen Alter und Krankheit, die völlige Verdrängung der „Endphase" des Lebens, alles Tatsachen, die täglich zu beobachten sind. – Im Studium wurde dieses Thema nur in freiwilligen Seminaren angeboten, und bei einem Semester mit an die 450 Studenten waren wir eine Gruppe von zwölf Leuten, die sich dem Thema stellte. Hier, in der Strahlentherapie („Radio-Onkologie"), haben wir die Frage noch nicht einmal gestreift. Wenn jemand stibt, besonders wenn er es vor Ablauf des geplanten Therapiezyklus tut, dann wird gefragt, was der zuständige Kollege noch hätte tun können, um diesen Tod zu verhindern. Der Tod wird ausschließlich als Versagen des ärztlichen Handelns betrachtet. Noch nie wurde die Frage so gestellt: Was kann ein Kollege oder ein Stationsteam anbieten, um dem Patienten die letzte Phase bis zum Tod würdig mitzugestalten, möglichst unter Einbeziehung seiner mindestens ebenso hilflosen Angehörigen. Wo lernen wir Ärzte es, die Grenze zwischen medizin-technischer, scheinbar total machbarer Therapie und der Therapie eines kranken Menschen zu erkennen?

1. Dezember

Heute entließ ich Herrn Trautmann. Eine traurige Entwicklung. Das „Staging" bestätigte nochmals ein NHL. Aber es ist nicht auf die Halsregion beschränkt. Die Leistenlymphknoten sind ebenfalls befallen und der HNO-Arzt fand zusätzlich unter der Zunge betroffene Lymphknoten. Die Krankheit ist bereits im Stadium II, also fortgeschritten.
Wir müssen eine Spezialbestrahlung durchführen, die sehr anstrengend ist, aber gute Chancen bieten soll.
Herr Trautmann ist ziemlich niedergeschlagen, versucht es zu überspielen und Haltung zu bewahren. Vor der Bestrahlung fährt er mit seiner Frau in die Ferien, darauf bestand er, „auch zum Aufbau meines inneren Gerüstes." Der Krankenhausaufenthalt und insbesondere der Zustand seiner Mitpatienten hatten ihn schwer belastet. Er war noch nie ernstlich krank, noch nie im Krankenhaus, und jetzt gleich so eine Abteilung.
Wir sind über die Therapieverzögerung nicht erfreut. Der Chef war bei der Visite ziemlich ungehalten und meinte zum Patienten, daß er sich offensichtlich über den Ernst seiner Erkrankung nicht im klaren sei. Der Urlaub wäre eine überflüssige Verzögerungstaktik. Vielleicht hat er recht, vielleicht hilft dem Patienten die kleine Erholungspause aber auch. – Die Aufklärung über die Therapie war jedenfalls vollständig. Herr Trautmann weiß, was ihn erwartet.
Ungünstig sind überdies die „drohenden" Feiertage, die eine weitere Verzögerung bedeuten. An Wochenenden und Feiertagen steht die Bestrahlungsmaschinerie still. Sinnvoller wäre eine durchgehende Bestrahlung. Denn die Tumorzellen besitzen eine feiertagsunabhängige Biodynamik. Personalmäßig brächte dies allerdings den Zusammenbruch, zumindest mit dem momentanen Stellenschlüssel. Die Kapazitäten sind restlos ausgequetscht.

6. Dezember: Der Tod des Herrn Koszlowski

Sonntag morgen – mein erster Wochenenddienst. Visite. Herr Koszlowski, Jahrgang '13, kommt zur Schmerzbestrahlung wegen eines Plasmocytoms, einer meist schmerzhaften, das Knochenmark zerstörenden Erkrankung, die zu spontanen Frakturen und oft zum Zusammenbruch des Blutbildungssystems führt. Herr Koszlowski hat außerdem einen Herzinfarkt hinter sich, sein Organismus ist nicht mehr jung, aber durchaus noch kraftvoll. Wie wir durch ein EKG wissen, ist der Herzmuskel zwar geschädigt, aber arbeitsfähig. Ich komme in das Einzelzimmer von Herrn Koszlowski. Er ist im Bett, nicht weil es ihm subjektiv so schlecht geht, sondern wegen seines durch Zytostase und Bestrahlung völlig insuffizienten Blutbildes. Die Leukozyten sind massiv reduziert, es besteht ein erhöhtes Infektrisiko. Herr Koszlowski, tags zuvor noch munter, sitzt angstverzerrt im Bett, eigentlich halb liegend. Er schnauft kurz und heftig und es gurgeln brodelnde Laute aus seinem Brustkasten. Blut hat er gehustet, sagt er. „Ich schaff das nicht, ich komm hier nicht 'raus", so japst er mehr als er spricht. Ich versuche ihn zu beruhigen, untersuche ihn, höre ihn ab – mir ist selbst reichlich unwohl zumute angesichts der Geräusche; ein Bild des Jammers. Dann eile ich aus dem Zimmer, lasse die Schwester bei ihm (wir sind alle vermummt, mit Mund- und Haarschutz, Gummihandschuhen, Überschuhen und Kittel). Dann ziehe ich Euphyllin und Lasix auf, lasse die Intensivstation verständigen und um die Hilfe eines erfahreneren Kollegen bitten. Zurück ins Zimmer. Ich spritze langsam das Euphyllin (es erweitert die Bronchien und kann sowohl bei Asthmaanfällen wie bei Lungenödemen benutzt werden). Ich habe den Verdacht auf ein Lungenödem. Gehandelt werden muß unbedingt, auch wenn die Diagnose noch nicht ganz sicher ist. Als der Kollege kommt, sieht er die Lage ähnlich, er empfiehlt noch eine zusätzliche Beruhigungsspritze. Valium. Der Patient erlebt alles ganz bewußt, er sitzt in Todesangst im Bett, die Augen nur halb geöffnet, hat das Gefühl, nicht mehr atmen zu können. Ein Mensch mit Lungenödem hat das Empfinden, zu ertrinken, die Lungenbläschen lagern zunehmend Flüssigkeit ein. Der Patient hat kalten Schweiß, die Atemfrequenz wechselt, sein Puls jagt und ist deutlich arrhythmisch. Wir diskutieren eilig, denn der Patient müßte auf die Wachstation, um dort besser kontrolliert zu werden. Auf der

Wachstation liegt aber ein Patient mit Pilzinfektion, dazu ein anderer mit einer bakteriellen Lungenentzündung. Angesichts der Abwehrschwäche bei Herrn Koszlowski wäre das ein Witz, dann stürbe er bald gut beobachtet an einer Infektion. Hier im Zimmer lassen sich aber keine Geräte anschließen, außerdem ist zur Zeit eine Schwester allein in der Schicht. Sie hat neben den Strahlenpatienten auch noch urologische Patienten, teilweise frisch operierte, zu betreuen. Herr Koszlowski fühlt sich nach den Spritzen etwas besser, er wirkt entspannter.

Herr Zoffke ist jetzt im Haus, ich hatte inzwischen versucht, ihn zu Hause zu erreichen. Er hat Hintergrunddienst, war aber auf dem Weg ins Krankenhaus, nicht wegen mir und meinem Patienten. Ich erreiche ihn telefonisch in seinem Zimmer und schildere die Situation. Er kommt unverzüglich auf Station. Mit resoluter Stimme meint er: „Der Patient gehört längst auf die Intensivstation, wir hier können diesen Zustand nicht verantworten". Dann, als er von der Lungenentzündung hört: „Er darf nicht auf die Wache, wir müssen überlegen. Sie müssen nach der jeweiligen Lage entscheiden". Er verläßt die Station wieder. Ist schon komisch, viel schlechter darf der Zustand nicht werden, wir haben inzwischen ein EKG erstellt und eine Bettröntgenaufnahme der Lunge. Es sieht nicht gut aus, jedenfalls scheint das Lungenödem kardial bedingt. Inzwischen stellt ein Intensivpfleger fest, daß zu dem Einzelzimmer doch eine Leitung führt, so daß man von der Intensivstation aus einen EKG-Monitor anschließen kann, also eine Überwachung möglich ist. Ich bin abwechselnd mit der Schwester bei Herrn Koszlowski, der inzwischen Infusionen bekommt und ganz ruhig geworden ist.

Mittlerweile ist Frau Koszlowski gekommen und sitzt am Bett ihres Mannes. Er hatte so heftig nach ihr verlangt, daß wir sie anriefen. Herr Koszlowski sollte bislang nur eine Bestrahlungsserie bekommen, um danach rasch entlassen zu werden, von einem Endzustand war nicht die Rede.

Die Gefahr scheint gebannt. Ich beende meine Visite und ziehe mich in mein Zimmer zurück, um Briefe zu diktieren. Mein Arztzimmer auf der Privatstation teile ich mit einem Kollegen, zwei lange Flure und ein Stockwerk liegt die Männerstation entfernt. Etwa eine halbe Stunde später höre ich meinen Namen über den Lautsprecher, es piepst nicht einmal, „Frau Dr. Blum, bitte kommen Sie unverzüglich zur Urologie 2". Ich weiß sofort, daß etwas Dramatisches passiert sein muß und jage im Laufschritt in die Urologie. „Zu Herrn Koszlowski!", ruft eine Schwester. Ich fliege in den Schutzkittel, den Mundschutz lasse ich weg und öffne die Tür. Herr Koszlowski sitzt aufrecht, zurückgelehnt im Bett, den Mund und die Augen starr aufgerissen, wachsgelb am ganzen Körper. Am Fußende bäumt sich Frau Koszlowski, noch vermummt, laut weinend. Schwester Theresa, die Stationsschwester, Nonne, und inzwischen aus der Mittagsfreizeit zurück, steht am Bett und betet in leierndem Tonfall: „Heilige Maria Mutter Gottes . . .". Eine gespenstische Situation. Den Puls fühle ich nicht mehr und auch mit dem direkt aufgesetzten Stethoskop läßt sich kein Herzton hören. – Ich gehe zu Frau Koszlowski, lege meinen Arm um sie und drücke sie einfach. So stehen wir, vielleicht zwei Minuten. Da wird plötzlich die Tür aufgerissen. Der Kollege von der Intensivstation und ein dynamischer Pfleger sausen ins Zimmer und rufen „Reanimation!".

Ich trete dem Doktor vor das Schienbein, die Frau ruft: „Ja, holen sie ihn wieder". Es ist wie in einem Film von Fellini, irrwitzig, nur daß ich mittenmang bin, und Herr Koszlowski sitzt wirklich tot im Bett.

Wie sich später herausstellt, hatten die Kollegen auf dem Monitor plötzlich einen AV-Block 3. Grades gesehen, anschließend eine O-Linie, ja und da schreitet ein ausgebildeter Intensivmediziner zur Tat. Andererseits hatten wir Strahlentherapeuten diese Vorgehensweise gefordert. Es waren inzwischen bestimmt fünf Minuten vergangen. Eine absurde Situation. Ich erkläre der Frau, warum ich die Reanimation für sinnlos gehalten habe – sie will es nicht hören. „Warum, warum, er hat doch gerade noch mit mir gesprochen?", schluchzt sie. Ich lasse Frau Koszlowski allein.

Wie fragt man eine Frau im Angesicht des Todes, ob sie mit der Sektion ihres Ehemannes einverstanden ist? Ich brauche jetzt über diese Frage, die ich mir manchmal ausgemalt habe, nicht nachzudenken. Nach einer Weile kehre ich zurück und und sage ihr, daß der Tod auch „für uns" sehr überraschend kam. Daß wir uns Gedanken machen, was vielleicht hätte anders gemacht werden müssen. Daß man deshalb nachsehen sollte, was diesen so schnellen Tod bewirkte (wobei ich das Wort „Obduktion" peinlichst vermeide). Nein, Frau Koszlowski ist nicht einverstanden. Er ist tot, daran ändert sich nichts mehr, erklärt sie.

Ihr Mann war ein freundlicher Mensch und ein besonders bescheidener Patient. Ich hatte seinen Tod noch lange nicht erwartet. Aber es war wohl ein guter Tod, seine Schmerzen waren schlimm, gesund wäre er nicht wieder geworden. Was ich denke, ist letztlich egal – daß Herr Koszlowski einen Tag nach seinem Geburtstag starb, stellte ich fest, als ich den Totenschein ausfüllte.

5. JANUAR

Meine Aufzeichnungen sind nicht kontinuierlich, ich schaff es nicht. Zu oft bin ich müde, lustlos, es geht mir nicht gut. Die Wirklichkeit, der tägliche „Verlauf", beanspruchen mich so unmittelbar, daß mir oft keine Gedankenpausen bleiben – alles schwimmt und ich kann nichts mehr fassen, geschweige denn, halbwegs geordnet zu Papier bringen.
Zwei Monate meiner Zwangszeit sind verstrichen, wie im Flug, wie ich auf einmal denke. Eben las ich mein Tagebuch. Herr Busko, der inzwischen querschnittgelähmte Patient, mit einer liebevollen Ehefrau, die ihn zärtlich umsorgte, verstarb; ganz überraschend, denn sein Zustand hatte sich trotz aller Metastasen und der hohen Querschnittslähmung stabilisiert. Er war ruhig und gelassen. Um der jungen Frau, die er vor noch nicht langer Zeit geheiratet hatte, eine bestimmte Geldsumme zu hinterlassen, hätte er nur noch vier Tage ‚durchhalten' müssen. Er starb ruhig, mit einem entspannten Lächeln auf dem Gesicht. Ich heulte einfach los neben seinem Bett, mein verdammtes Distanzproblem. (Die Geschichte der beiden ist wie ein Märchen; sie hatten sich in der Sowjetunion kennengelernt, erzählte mir Frau Busko. Jahrelang war nur eine intensive Brieffreundschaft möglich, dann durfte sie ausreisen. Kurz danach erkrankte Herr Busko, zuerst ein Darm-, dann ein Nierenbeckenkarzinom. Die restliche Zeit bestand aus Krankenhausaufenthalten, Kräfteverfall und einem selten „normalen" Alltag. Herr Busko trug alles mit Fassung, seine Frau und er waren stets heiter, wenn man sie beobachtete. Oft las sie ihm vor, auf der Bettkante sitzend. Diese letzten Gemeinsamkeiten spielten sich in einem Dreibettzimmer ab. Zwischen den Betten besteht nur ein schmaler Abstand, Intimität ist da kaum möglich. Erst etwa zehn Minuten vor seinem Tod konnten

wir ihn im Eilschritt in das gerade freigewordene Einzelzimmer verlegen.
Versagensängste, Distanzprobleme, die Ignoranz der Vorgesetzten, natürlich auch der Ehrgeiz in Sachen Therapie und meine eigenen Vorstellungen davon, der ganze Stationssumpf, die Trennung von Leo – das sind meine Probleme.
Herr Hilmar, der Mann mit der Pleuradrainage, starb in der Sylvesternacht, er schlief einfach ein, zum Skelett abgemagert. Und heute bei der Sektion wurde gezeigt, daß auch keine einzige Stelle an ihm noch mit Fett besetzt war, das Herz ein schlaffer Lappen in einem aufgezehrten Körper.
Frau Rat, eine Patientin mit Mamma-Ca, die wir wegen einer Lungenembolie stationär aufnehmen mußten, ist verstorben. Vielleicht ist Frau Öhler die nächste. Frau Öhler, Jahrgang '39, seit zehn Jahren Witwe (der Ehemann starb nach einem Unfall), erkrankt an einem Mamma-Karzinom mit Hirn-, Knochen- und Lebermetastasen. Ihre Lage hat sich in den wenigen Tagen meiner Abwesenheit über Weihnachten deutlich verschlechtert. Eine ihrer Freundinnen sagte heute zu mir, Frau Öhler sehne sich nach dem Himmel, aber wegen der Kinder könne sie nicht loslassen. Sie hat eine fünfzehnjährige Tochter und eine achtzehnjährige, die an Epilepsie leidet.
Ach ja, ob es der Himmel oder was anderes ist, es stockt mir manchmal der Atem, soviel Elend.
Leo rief mich an, eine Freundin will ein Café auf Ibiza eröffnen. Ich will auch raus, ich renne mit dem Kopf gegen Wände. Alle sterben, alle, es gibt kein Entrinnen, höchstens ein Aufschub. Was sind das für Menschen, die hier arbeiten, die das wirklich aushalten. Ich halte es kaum noch aus. Von den Kollegen will niemand in der Strahlentherapie bleiben, alle wollen nur die nötige Zeit im Rahmen der Ausbildung hier durchstehen. Der Chef, er ist gerade eine Woche im Skiurlaub, er kann manchmal sehr lieb zu den Patienten sein, dann wieder diese Gewaltausbrüche, der Sarkasmus, die totale Ignoranz gegenüber der tatsächlichen Verfassung eines Patienten. – Vielleicht kann er die Situation anders nicht bewältigen. Hier ehrlich zu bleiben, sich selbst und den Patienten gegenüber, das setzt eine unerschütterliche Psyche voraus. – Ist das alles? Einen frischverletzten Unfallpatienten zu sehen, verlangt auch eine gute Psyche. Wir lernen in der Notfallmedizin, wie wir rasch die für das Leben entscheidenden Hand-

griffe tun, wir lernen ein EKG interpretieren, das Festlegen der Bestrahlungsfelder anhand von CT-Bildern usw.usf. All das studieren, trainieren wir, aber wir lernen nicht den Umgang mit Todkranken – da reagieren wir spontan, je nach unserer eigenen Psyche, Stimmung, Möglichkeit.

Ich sehe hier drei Gruppen von Medizinern: die Medizintechniker, die den Menschen in Organe und deren Funktionen zerlegen und ihren ganzen Therapieglauben aus dem „technisch Machbaren" ziehen. Die Pragmatiker, die durchaus sehen, was über die Technik hinaus getan werden müßte, aber merken, daß so, wie die Verhältnisse sind, keine Veränderung möglich ist. Wobei hier noch zwischen den einfach nur Bequemen und den coolen Realisten zu unterscheiden ist. Ja, und die dritte Gruppe, zu der ich mich zähle, die in der Minderzahl ist, die sieht, daß hier der therapeutische Ansatz nicht nur in Bestrahlungsplänen und Chemotherapie-Konzepten liegen darf. Die psychische Betreuung und Bestrahlungs- und Chemotherapie für gleichwertig hält, das eine nicht vom anderen trennt – und diese Überzeugung, verbunden mit einem erheblich größeren Arbeitsaufwand, praktiziert. Wobei ich in den Therapiebesprechungen bereits mehrfach das Thema ansprach, um Verbündete zu finden. Es ergaben sich stets anregende Diskussionen, in denen mir sogar zum Teil zugestimmt wurde, wenn auch mit der Einschränkung, daß die Technik immer unser wichtigster Ansatz zu sein habe. Letztendlich läuft es aber darauf hinaus, daß man das als ‚netten' Gedankensprung betrachtet, nicht als Thema, das sich ernsthaft zu verfolgen ‚lohnt'. Es bleibt jedem Kollegen weiterhin selbst vorbehalten, diese Arbeit freiwillig zu leisten – nach „Versuch und Irrtum" und eigenem Maß. Ich bin sicher, daß ich für einzelne Patienten sehr wichtig war und bin, aber leider doch nur „ein Tropfen auf den heißen Stein". Diese Arbeit ist trotzdem keinesfalls vergeblich. Aber ich weiß, daß ich zu wenig Wissen und „Seelentechnik" habe, besonders zu wenig Zeit. Diese Arbeit dürfte nicht nur je nach der Persönlichkeit oder „Lust" des Stationsarztes betrieben werden, sie benötigt die gleiche Anerkennung und Ausbildung wie die Arbeit am Linearbeschleuniger und die im Therapiegesamtkonzept fest eingeplanten Zeiten (sprich: Stellenpläne und Fortbildung). Es gibt andere Möglichkeiten, eine solche Klinik zu gestalten, nicht nur bei „den Anthroposophen" (wie hier oft etwas ironisch angemerkt wird). Die Schwerpunkte einer Klinikarbeit, das Gesamttherapiekonzept, bestimmt wesentlich der Chefarzt. Er muß auch mit der Verwaltung verhandeln, will er Veränderungen durchsetzen. Mein Chef ist stolz darauf, im Jahr „über 1000" Patienten zu behandeln, d.h. fließbandmäßig durch die Bestrahlungsmaschinerie zu ziehen, nicht zu vergessen die zahllosen ergänzenden Chemotherapien. Er kann sich auch zynisch über internistische Kollegen äußern, deren Therapiekonzept in diesem oder jenem Fall 0,5% weniger Erfolge als die Strahlentherapie zu verzeichnen hat. Er vermittelt nicht einmal das Bild eines reinen Technokraten. Ich glaube, daß die Befriedigung seines Ehrgeizes der wesentliche Motor seines Handelns ist. Und (möglichst hohe) Zahlen beeindrucken mehr, als die nicht meßbare Auseinandersetzung mit den Leiden der einzelnen Patienten auf einer Station.

Überhaupt fällt mir an der Medizin, besonders in der Onkologie, auf, daß zu wenig verschiedene Therapiekonzepte nebeneinander respektiert und angewandt werden. Patienten, die beispielsweise Mistelpräparate nehmen, werden milde belächelt. Solche Überbleibsel „mittelalterlicher Kräuterküche" haben nach Meinung der hier dominanten Technokraten keinen Platz im Zeitalter der High-Tech-Medizin.

Wobei, genau besehen, der „Grabenkrieg" auch zwischen den „Technikern" stattfindet. Es gibt Chirurgen, die meinen, die Operation sei der einzige Weg zum Heil. Viele Strahlentherapeuten sehen in der Bestrahlung den einzigen Weg, und einige Internisten betrachten allein die Chemotherapie als Mittel der Wahl (aber bitte keine Misteln).

Es ist also durchaus ein Fortschritt, daß in meiner eigenen Abteilung Strahlentherapie und Chemotherapie nebeneinander bestehen und wir teilweise mit den Internisten zusammen arbeiten können. Diese führen bei bestimmten Erkrankungen (z.B. im Bereich der Blutbildung) primär eine Chemotherapie durch, wir ergänzen die Therapie, indem wir zusätzlich bestrahlen. Wobei manchmal harte Kämpfe um Patienten vorkommen, besonders wenn es um Privatpatienten geht. Und da führt die Diskussion schon wieder aufs Geschäftliche. Es gibt nämlich einige Tumoren, bei denen radiologische Strahlentherapie und internistische Chemotherapie ergänzend angewandt werden. Welcher Chefarzt darf diese Patienten nun primär betreuen – und abrechnen? Bei uns ist man der Meinung, der Strahlentherapeut und bei den Internisten sagt man der Internist. Der jeweils Andere soll nur der „Mitbehandelnde" sein. Manche Therapiebesprechung geht

vor allem darum, daß der Chef sich aufregt, weil „die Internisten" sich schon wieder einen Patienten „unrechtmäßig" unter den Nagel gerissen haben. Wir Assistenten können uns dann je nach Engagement profilieren, indem wir dem Chef lauthals die Stange halten oder an den richtigen Stellen zustimmend murmeln oder lachen, wenn er sich zynisch über die Mißerfolge der internistischen Kollegen ausläßt. Und dies ist nicht die Ausnahme, dies ist hier die Regel – zum Kotzen.
Meine freien Tage zu Hause waren traumhaft. Ich habe alles in vollen Zügen genossen, wie schon lange nicht mehr. Ich spielte täglich Klavier, dann kochte ich wie ein Profi, die Stunden mit Leo, die Wolkenspiele. Der Kater war schmusig. Ein fröhlicher Abend mit Freunden. Viel zu schmal ist der Raum für ein Leben außerhalb der Mauern. Immer muß ich wählen, die Zeit portionieren. Ich will ins Leben eintauchen und nicht mehr hochkommen. Wenn wir tot sind, ist alles vorbei, endgültig. Vor dem Tod habe ich keine Angst, aber ich will das Leben davor nicht zu früh verlieren. Angst machen mir Krankheit und Hilflosigkeit, zugemauert von Therapien und medizinischem Schattenboxen, Alleinsein – ich will irgendwann einen schnellen Tod sterben. Aber wer will das nicht.

21. JANUAR

Kein Buch seit meinem Arbeitsbeginn hier in Schaumburg gelesen. Kein gutes Zeichen für meine gegenwärtige Situation. Zeitungen gerade noch, Fachlektüre ja, aber zu wenig. Philosophie im Kopf – von Zen über Christus zum Existenzialismus. Gedanken wie im Malstrom. Seit November träume ich nur vom Krankenhaus, im günstigsten Fall durchmischt mit Privatszenen, aber nie ohne einen Bezug zum Stationsalltag. Oft Angstträume, ich habe etwas falsch gemacht, aber auch von Patienten, die sprechen wollen, aber nicht können, ich schüttle sie, will Kontakt aufnehmen. Dabei arbeite ich eigentlich gern.
Frau Öhler starb. Zum ersten Mal hatte ich über einen längeren Zeitraum regelmäßig intensiv mit einer Patientin gesprochen, Gespräche, die über die alltäglichen Probleme hinausreichten. Frau Öhler, die Patientin mit dem schrecklichen Mamma-Ca. Sie war ein Mensch,

der sein Leben reflektierte, die Krankheit annahm, jedenfalls nach und nach. Obwohl auch hier Verdrängungsphasen kamen, sie noch vom „gesund werden" sprach, als klar war, daß sie das Krankenhaus nicht mehr verlassen würde. Die von Kübler-Ross beschriebenen Erfahrungen mit Sterbenden konnte ich, wie so oft, nachempfinden. So eine Lehrmeisterin wie die Kübler-Ross wäre mein Wunsch. Die Strahlentherapie, wie ich sie erlebe, scheint mir viel zu einseitig, ein dünner Ast am Baum, der sich Therapie nennt. – Am 14. Januar verstarb Frau Öhler an Leberversagen. Ihre fünfzehnjährige Tochter kam mir morgens weinend entgegen, sie hatte die Nacht bei der Mutter am Bett verbracht.

Noch ein anderes Erlebnis beschäftigt mich. Am Montag kam Frau Prause. Eine als sehr „anspruchsvoll" und sogar „widerwärtig" beschriebene Privatpatientin, die bereits mehrfach „stationär" war.
Die Krankengeschichten lesen sich teilweise wie Krimis – hier sind nacheinander oft sämtliche Knochen bestrahlt worden -, unglaublich. (Manchmal fällt mir „Der Besuch der alten Dame" ein, dessen Protagonistin Claire Zachanassian, aus zahllosen Kunstteilen besteht). Kaum ist die eine Bestrahlungsserie beendet, schließt sich bereits die nächste an. Ich will das nicht mit links abtun, es ist oft zum Segen der Patienten. Die Bestrahlung heilt den Patienten nicht, aber sie kann die entsetzlichen Schmerzen bei Knochenmetastasen mildern, sogar zum Stillstand bringen. Die Patienten können danach oft auf Schmerzmittel verzichten, zumindest müssen sie nicht mehr völlig betäubt werden. Wenn man weiß, was Schmerzen bedeuten, dann ist das eine Wundermethode, selbst wenn ein Patient davon nicht gesund wird. Monate oder Jahre noch gut leben zu können, sich schmerzfrei zu bewegen – das ist vielleicht in seiner Bedeutung erst zu verstehen, wenn man solche Patienten vor und nach der Bestrahlung erlebt hat. Man bestrahlt generell Einzelmetastasen, dann schmerzende Metastasen und Metastasen, die Nachbarorgane gefährden oder zu Funktions- bzw. Statikstörungen führen. (Der erkrankte Knochen kann spontan brechen und der Patient wird z. B. gehunfähig. Oder es kommt im Wirbelsäulenbereich zur Gefährdung des Rückenmarks – mit der Möglichkeit einer Querschnittslähmung). Im Oberschenkelbereich entfernt man oft eine Metastase operativ und stabilisiert den Knochen durch Einbringung eines Metallteils, eines „Nagels". Zur Heilungsförderung sowie zur Ab-

tötung verbliebener Tumorzellen erfolgt danach die Bestrahlung der Region.

Frau Prause wurde jetzt zum „Restaging" stationär aufgenommen. Man überprüft in festgelegten Abständen, ob die Therapie erfolgreich war, man kann auch sagen, man sieht nach, wie und wo die Krankheit fortgeschritten ist, um die Therapie entsprechend fortzusetzen. (Frau Prause war über Wochen regelmäßig mit Adriblastin, einem Zytostatikum, behandelt worden. Die höchstmögliche Dosis, die ohne unausweichliche Nebenwirkungen verordnet werden kann, ist nun erreicht).

Zur Standarduntersuchung im Rahmen des „Restaging" gehört ein Knochenszintigramm, eine Thoraxröntgenaufnahme sowie eine Bauchsonografie, vorwiegend zum Ausschluß von Lebermetastasen, dazu natürlich Laboruntersuchungen. Individuell noch ergänzende Untersuchungen je nach Bedarf. Im Prinzip der gleiche Ablauf wie beim „Staging" - aber die beiden unterschiedlichen Oberbegriffe sagen sofort, wo der Patient steht, und wir Ärzte haben damit ein brauchbares Schema.

Da Frau Prause aufgrund von Beckenmetastasen nicht mehr laufen kann und in einem Heim lebt, müssen diese sonst ambulant durchführbaren Untersuchungen stationär erfolgen. Bei der körperlichen Untersuchung klopfte ich, wie üblich, die Wirbelsäule der Patientin ab. Sie gab vereinzelte Schmerzen an. Die Patientin vermittelt eine gewisse Schrulligkeit („Früher gab's hier immer größere Kissen, jetzt bekomme ich nur so ein kleines, das paßt mir nicht"). Als ich erwiderte, daß sei kein Problem, wir müßten es nur wissen, meinte sie, „man will ja nichts sagen" - nun hat sie es gesagt, ich informierte die Schwestern, Frau Prause bekam wie gewünscht ihr Kissen.

Am Dienstag traf ich Frau Sommer, eine ehrenamtliche Helferin (wegen deren blauer Kluft „Blauer Engel" genannt), die, wie andere Mitarbeiter des christlichen Krankenhaushilfsdienstes, Patienten betreut, in Gesprächen Probleme aufdeckt oder auffängt. Frau Sommer sprach mich wegen Frau Prause an und erzählte, daß sie sich über mich beschwere: ‚Ich hätte sie bei der Untersuchung grob angefaßt, so eine Ärztin habe sie noch nie erlebt'. - Das wurmte mich, ausgerechnet ich, dachte ich, und überhaupt, diese Ziege von Patientin. - Ich bin doch ein einziges Ehrgeizbündel, so war mein übernächster Gedanke, diese arme kranke Frau, wie lächerlich von mir.

Ich kann nur keine Kritik ertragen („ehrenkäsig", pflegte eine Tante mich in solchen Fällen zu schimpfen). Ich ging darauf noch freundlicher auf die Patientin zu, beschloß, (fast) zu vergessen, was mir Frau Sommer erzählt hatte.

Jetzt die Privatvisite. Morgens war ich bei Frau Prause am Bett und fragte, wie es mit ihren Schmerzen stünde und ob sie mit den verabreichten Medikamenten zurecht komme. Sie meinte, sie habe keine Schmerzen. Bei der Visite (sie ist Privatpatientin) stellte Herr Zoffke die gleiche Frage, und sie erzählte, daß sie es kaum aushalte vor Schmerzen. Ich bin empört und erwähne, am Morgen habe sie die Schmerzen verneint. Darauf meint die Patientin, ich würde immer so leise sprechen, daß sie mich sowieso nicht verstehen könne. Der Zoffke darauf, halb zu mir, halb zur Patientin: „Nun seien sie nicht so ignorant, geben sie doch der Patientin ein Schmerzmittel, wenn sie sehen, daß sie Schmerzen hat." – Das Gespräch plätscherte in etwa so dahin. Nachher vor der Tür lachte Zoffke schallend und feixte sich eins über mich. Ich fühlte mich wie ein begossener Pudel und empfand Frau Prause als ein kleines Monster. – Eigentlich ein tolles Erlebnis, ich habe erneut erfahren, daß ich gefälligst auch die Patienten aushalten muß, zu tolerieren habe, die nicht von mir als Wohltäterin überzeugt sind. Das ist nämlich allerdings eine Gefahr, speziell dann, wenn man gern akzeptiert werden möchte. Glücklicherweise sind die Menschen und ihr Erleben aber verschieden. Außerdem fand ich den Zoffke richtig verschmitzt. Er ging angemessen auf die Patientin ein (die von ihm bestimmt angetan war) und zeigte sich entspannt, menschlich, nicht der griffige Chef.

Es klingt vielleicht merkwürdig, wie oft ich diesen Chef erwähne, beobachte, in seinem Bannkreis stehe. Dies ist eine ziemlich „normale" Geschichte, die sich aus der Medizinerhierarchie ergibt. In wenigen Berufen scheint die Arbeitsverquickung zwischen Chef und Mitarbeitern so stark zu sein. Ein Chefarzt trägt eine ungeheure Verantwortung, was ihn einerseits extrem fordert, andererseits mit einer unglaublichen Macht ausstattet. Und besonders jetzt, als Assistenzärztin auf der Privatstation, kann ich dem nicht ausweichen. – Ich bin nicht souverän, wenn es um seine Privatpatienten geht. Es betrifft mich, wenn er mir wegen Kleinigkeiten vorwirft, ich würde seine Patienten nicht korrekt versorgen („Sie sind völlig unfähig!" oder „Sind sie hirnamputiert?" oder „Mädchen, können sie überhaupt denken?"

usw.; in seinen Wutausbrüchen ist er äußerst phantasievoll). Aber die medikamentöse oder strahlentherapeutische Schmerztherapie wird ernst genommen, besonders dann, wenn es um Privatpatienten geht.

24. Januar

Wenn ich meine Gedanken drehe und wende, mein Leben bedenke, dann fallen mir stets Titel ungeschriebener Bücher ein. Titel wie diese: „Daneben gelebt", ein momentan aktueller, „Die Muschel", ein seit Jahren gängiger Titel. Ich will es festhalten. Bei meinen Großeltern (schon fast ein Titel für sich) war der Speicher (so hieß „der Boden", die Rumpelkammer unterm Dach) ein Lieblingsspielplatz meiner Kindheit. Hier lagerten zahllose Gegenstände, die meine Phantasie in Schwung setzten. Zwischen anderen aufregenden Sachen kullerte hier eine große Muschel. Dabei fällt mir ein, daß ich nie herausbekam, woher sie stammte. Jedenfalls lag sie da, gar nicht eingestaubt wie die meisten anderen „Kruschtelsachen", da ich sie stets gut polierte. Eine große perlmuttschillernde Muschel, mit einem nur teilweise einsehbaren, rosafarbenen Inneren. Setzte ich die Muschel ans Ohr, erklang nach kurzer Zeit ein seltsames Rauschen. Meine Großmutter hatte mir erklärt, man höre die Wellen des Meeres plätschern. Warum, das hatte sie nicht verraten, bei großen Muscheln war das einfach so, die konnten das Meeresrauschen speichern. Herrliche, riesige Ozeane, Jahrhunderte gelöst im Grund des Meeres, emporgespült, in fortdauernder Bewegung. Immer und immer hielt ich die Muschel an mein Ohr. An einem Tag, ich weiß nicht wann, hielt ich meine hohle Hand ans Ohr, und war so um ein Geheimnis ärmer. Aber ich empfand es nicht, vielmehr bekam ich Herzklopfen, das weiß ich noch genau wie damals. Ich hatte allein etwas erkannt, ich war ein Entdecker. Nicht das Meer rauschte im Ohr, der Körper selbst erzeugte die Geräusche, wenn man einen Gegenstand trichterförmig ans Ohr hielt. Ich eilte zu meiner Großmutter, um ihr das zu erzählen. Sie lachte amüsiert und meinte, das wüßte sie, man würde das Blut im Ohr rauschen hören, aber die Geschichte mit dem Meer sei doch viel netter. Na ja, recht hatte sie, schließlich konnte ich mich mit der Muschel und dem Meer stets wegträumen und in ferne Gegenden versetzen (was immer damals ferne Gegenden sein mochten – jedenfalls bedeutete schon das Wort „Meer" etwas Geheimnisvolles und ganz Besonderes). Meine Enttäuschung bestand weniger darin, daß es kein Meer in der Muschel mehr geben sollte, sondern darin, daß ich kein Entdecker war; alle anderen wußten längst Bescheid. Mir ist dieses Erlebnis haften geblieben, fast symbolhaft. Ich bin kein genialer Mensch und mache ständig die Erfahrung, daß alle meine Gedanken und Entdeckungen längst Schnee von gestern sind. Abgefunden hab ich mich damit noch nicht. „Die Muschel", ein guter Titel. Vor einigen Tagen begann ich, ein Buch über den Buddhismus zu lesen, eine Einführung für Anfänger. Gleich auf den ersten Seiten referiert der Verfasser eine wesentliche Aussage des Buddhismus: „Viele Wege führen zur Befreiung, aber das Ziel ist ihnen allen gemeinsam, nämlich die Auslöschung des Glaubens an die Individualität". Das beschäftigt mich, und dabei fällt mir ein weiterer Titel ein, der mich in den letzten Wochen verfolgte: „Mein 40.Jahr" – also weit von der Aufhebung meines Egos entfernt, ganz im irdischen Sein stehend. Gelassenheit, Ruhe, nicht Schlaffheit, sondern Ruhe im Tun, Schritt um Schritt, Beharrlichkeit – was sind diese Ziele weit entfernt.

Mein Jahr hier in Schaumburg ist es vielleicht. Ich überlegte lang: warum habe ich mich darauf eingelassen, wie kam es zu diesem Umweg? Leo, die Freunde, mein Gehäuse, dies liegt nun einige Stunden weg von hier. Mindestens ein Jahr der Trennung nehme ich in Kauf. Nur an den freien Wochenenden sehen wir uns, leben wir miteinander. Ansonsten eine völlig neue Arbeit für mich, ungewohnte Probleme. Mein Alltag besteht aus der Arbeit, dem engem Kontakt mit meist hoffnungslos Kranken. Wer hier auf der Station liegt, befindet sich wirklich an der Schwelle zum Tod, und ich bin ein Teil dieser Grauzone. Andererseits Einsamkeit, nicht Alleinsein, wirkliche Einsamkeit. Lange war ich mit meinen Gefühlen und Gedanken nicht mehr so allein, so darauf konzentriert wie hier, ohne Ablenkung. Ich schreibe viel, konfrontiere mich mit den Tageserlebnissen, will nichts verdrängen. „Gedanken sind Werkzeuge, und ihre Rechtfertigung liegt nur in den mit ihrer Hilfe erzielten Resultaten" – auch so ein Satz aus dem Buddhismus. Vorerst schmiede ich meine Werkzeuge. Mit den Resultaten, von meinem Alltag einmal abgesehen, ist das so ein Problem. Vielleicht sind es aber schon diese Alltagstaten und ich strebe vergeblich nach den unentdeckten Meeren. Und immer wieder

die Sucht nach Anerkennung. Nein, natürlich bin ich nicht nur so oder so der möglichen Anerkennung wegen, ich finde es einfach schön, freundlich mit den Leuten umzugehen. Aber so ein Quentchen Lust an der Bestätigung ist dabei. Ich genieße es, wenn die Patienten sich an mir freuen. Wahrscheinlich nehme ich mich zu wichtig. Ich – Hannah Blum angesichts des Kosmos. Das machte mich Lachen.
So, nun werde ich mich irdischen Lüsten widmen. Mangels Leo gibts was zum Mümmeln. Der erste Samstag, an dem ich allein und ohne Dienst hier in Schaumburg bin. Leo ist nach Berlin gefahren, und ich wollte zum Klassentreffen. Aber plötzlich waren meine Schuljahre weit weg, die Mitschüler auch. In letzter Minute blieb ich hier. Ein guter Entschluß. Ich schlief lange, in Ruhe gefrühstückt, getrödelt, Zeitung gelesen. Dann gebummelt, ich kaufte mir einen Wollrock (doch etwas Sehnsucht nach Wärme und Sinnlichkeit), dann Schafskäse mit Oliven, einen gebratenen Hähnchenschlegel und Feldsalat. Ein nettes Café entdeckt und einen köstlichen Capuccino getrunken, dabei Leute beobachtet – Schaumburg hat ein Großstadtgesicht. Gleich werde ich mir das alles genüßlich servieren und eine Flasche Rotwein dazu köpfen. Eine intensive Woche liegt hinter mir, aber jetzt will ich es mir gut gehen lassen.
Das Krankenhaus läßt mich nicht los, ich will es nicht loslassen. Ich will es bewußt erleben, im Gedächtnis speichern, nichts und niemand soll vergessen werden. Bisher stehen alle Patienten vor mir, und viele sind bereits tot.
Herr Hoffmann, der junge Mann mit „dem Recklinghausen" und einem metastasierenden Melanom, liegt wieder auf der Station. Es stimmt, was mein Kollege sagte, sie kehren alle zurück, irgendwann zum letzten Mal. Herr Mittag, der fröhliche Raucher mit dem inoperablen Bronchial-Ca, kam auch zurück. Nicht mehr so heiter wie vor sechs Wochen, er ist ganz matt. Aber ich will von Herrn Hoffmann sprechen, ihn nie vergessen. Sein ungeheures Schicksal sollte mich in jedem Unglück nachdenklich stimmen. Er ist sanft geblieben, manchmal hat er was von einem engelhaften Wesen, dabei sieht er, oberflächlich betrachtet, wie ein Ungeheuer aus. Unförmig dick, aufgeschwemmt, sein Bauch wie ein Ballon nach vorn gepresst, bei Berührung steinhart. Man tastet die deformierte, knollige Leber, die Milz läßt sich gar nicht mehr identifizieren, keinerlei Atemverschieblichkeit – dazu noch die übrigen Hautveränderungen. Die rechte

Gesichtshälfte und der rechte Arm sind plump angeschwollen. Herr Hoffmann mußte jetzt akut aufgenommen werden, weil Lymphknoten im Bereich der rechten Lungenwurzel den Lymphabfluß abschnüren. Einerseits entsteht durch den Druck Atemnot, dann die Schwellung, da die Gewebeflüssigkeit nicht mehr abtransportiert werden kann. Dazu die größtenteils behaarten Pigmentflecken am ganzen Körper. Seit seiner Kindheit ist Herr Hoffmann gezeichnet. Dreher von Beruf, geistig so wach wie ich oder sonst ein Mensch. Er hat sein Außenseiterschicksal bewußt durchlebt. Er wohnt bei seiner Mutter, seine verheiratete Schwester kümmert sich liebevoll um ihn. Auch Nichte und Neffe haben ein zärtliches Verhältnis zu ihrem Onkel (großartig, wie die Familie den Kranken einbezogen hat. Die Nichte und der Neffe sind etwa acht und zehn Jahre alt – sie haben einen Eindruck für's ganze Leben, der sie vielleicht toleranter machen wird, als es die meisten Zeitgenossen sind.) – Aber wo sonst lernen wir diese Toleranz, wo öffnen wir uns und verlieren den Ekel? Mir fuhr auch der Schrecken in der Glieder, als ich Herrn Hoffmann das erste Mal sah, aber ich mußte ihn akzeptieren und habe begriffen und gelernt. Es ist ja keinesfalls so, daß man das als Arzt so einfach ertragen oder ohne weiteres als einen zwar ungewöhnlichen, krankhaften, aber doch möglichen Zustand eines Menschen betrachten kann. Ich habe Herrn Hoffmann inzwischen, wie andere Patienten auch, häufiger in die Arme geschlossen, das ist kein fremdes Gefühl mehr. Das zusätzliche Problem, daß Herr Hoffmann in jungen Jahren an einer Krankheit leidet, deren tödliches Ende sich ankündet.
Herr Hoffmann wird bestrahlt, um die Lymphome zu verkleinern, damit er besser atmen kann. Die Leber ist nicht mehr zu therapieren, wahrscheinlich stirbt er an einem Leberkoma – ich will nicht dabei sein, denn ich weiß, daß mein Bemühen um Distanz erneut Schiffbruch erleiden wird. Fast werde ich wütend, daß einem Menschen solch ein Schicksal aufgebürdet wird. Ärztliche Bemühungen sind hier weitgehend ein Witz. Herr Hoffmann ließ sich seit dem letzten Krankenhausaufenthalt Mistelspritzen verabreichen. Meinen Oberarzt ärgert das, er meint, der Patient hätte inzwischen nochmal zur Chemotherapie kommen sollen. Der Oberarzt ist ein engagierter Mensch mit klaren Vorstellungen, er glaubt, was er sagt, weshalb es zumindest ehrlich ist. Aber Herrn Hoffmann hätte eine abermalige Chemotherapie auch nicht mehr geholfen. Er hätte sich, wie schon

zuvor, unter der Therapie schlecht gefühlt, vielleicht hätte sie das Leben um einige Wochen verlängert – aber unter welchen Umständen? So haben die Misteln bestimmt nicht geschadet, er konnte bei seiner Familie leben – und jetzt verläßt er das Krankenhaus wahrscheinlich nicht mehr lebend. Seine Mutter wirkt auf mich so als könne sie den Tod ihres Sohnes nie verwinden. Was hat sie seit der Geburt ihres Sohnes ausgehalten – da muß man ganz ruhig und bescheiden werden.
Dann Herr Unruh, ein Patient, bei dem sich körperliche Krankheit (Lungentumor mit Knochen- und Lebermetastasen) und Psyche (ein irgendwie verpfuschtes Familienleben und soziale Probleme) treffen. Seine Frau und sein Sohn sind „fertig" mit ihm, der wohl immer schwierig im Umgang war. Ein wie versteinert wirkender Mensch. Auch wir kommen kaum an ihn heran. Wir bemerkten, daß er sich manchmal taub stellt, besonders wenn seine Angehörigen dabei sind. Der Sohn ist Lehrer, er hat es besser getroffen, meint Herr Unruh. Aber, so klagt er, der Sohn studierte zuerst Chemie, er hätte nicht Lehrer werden müssen, alles auf meine Kosten, usw. Manchmal erzählt er ohne Unterbrechung, wobei er oft plötzlich wild assoziiert und nicht immer verständliche Zusammenhänge schildert. Fragt man nach, dann kommt selten eine Antwort. Es gibt Tage, da spricht Herr Unruh auch mit uns nicht. Es geht soweit, daß er im Bett alles unter sich läßt. Die Schwestern werden sauer, es sieht aus, als wolle er uns alle ärgern. Seinen Sohn sah ich noch nie, nur die Ehefrau, die inzwischen freimütig zugibt, daß sie Angst davor hat, ihren Mann wieder mit nach Hause nehmen zu müssen. Merkwürdigerweise ist Zoffke hier äußerst geduldig, nimmt sich viel Zeit und versucht, Herrn Unruh aus der Reserve zu locken. Ich blicke da nicht durch. Aber vielleicht blicken andere Kollegen bei mir auch manchmal nicht durch. Können die Menschen sich überhaupt verstehen? Toleranz, wirkliches Verständnis – was für ein weites Feld. Ich weiß um meine Autoritätsprobleme, ich möchte wenigstens manchmal perfekte Chefs, wenn ich schon selbst so unzulänglich bin.
Bei der Stationsweihnachtsfeier hab ich einen Spruch aus der Tombola gezogen, ich sollte ihn endlich beherzigen: „Suche erkannte Wahrheiten zu verwirklichen – nicht als Forderung an andere, sondern als Forderung an dich selbst." Hesse – das ist es.

3. Februar

Herr Mittag verstarb heute morgen um 9.15 Uhr. Der Patient mit dem Bronchial-Ca, inoperabel, täglich genüßlich seine schwarzen Zigaretten rauchend. Im Nachttisch waren noch zwei Packungen. Ich war gerade in der Besprechung und wurde in ‚bewährter' Weise von Schwester Theresa angepiepst: „Herr Mittag ist eben heimgegangen". Damit ist alles klar. Man verläßt die Besprechung und geht auf die Station. Den Tod muß stets ein Arzt offiziell feststellen. Herrn Mittag hatte ich vor vier Wochen mit trügerischen Hoffnungen entlassen. Zunächst vier Wochen Anschlußheilbehandlung, danach war der Umzug in ein Altenheim geplant. Aber soweit kam es gar nicht. Herr Mittag kam direkt von der Anschlußheilbehandlung ins Krankenhaus zurück. Der Tumor war zum Abszeß geworden, dazu ein bestialisch stinkender Auswurf. Verwirrt war er zwischendurch, natürlich erfolgte eine Abklärung dieses Symptoms. Ein CT des Gehirnschädels wurde durchgeführt, da man Gehirnmetastasen vermutete – wir entdeckten allerdings nichts.

Mir fiel es schwer, Herrn Mittag noch zu ertragen. Neben ihm auf der Bettkante zu sitzen, wurde zum Horrortrip, Mich würgte der Gestank. Und das in einem Vierbettzimmer. Die Zimmernachbarn protestierten, wie ich fand zurecht, aber zunächst gab es keine andere Lösung. Dann wurde das Einzelzimmer frei, und sein Zustand ließ inzwischen das Schlimmste befürchten. Zwei Tage vor seinem leisen Tod erhielt er das Einzelzimmer, eine letzte Intimität. Ich nenne dies „Privileg" der Sterbenden ironisch das ‚präfinale Einbettzimmer-Reindividualisierungsschema'.

Herr Mittag wird obduziert. Seine geschiedene Frau hat eingewilligt, sonst waren keine Angehörigen bekannt. Ein guter Tod für ihn und für uns auch. Denn Herr Mittag war ‚austherapiert', d.h. das Krankenhaus war nicht mehr der richtige Ort. Und das Altersheim? Ein Pflegeheim wäre seine Endstation geworden, den Antrag hatte ich bereits ausgefüllt.

Nebenbei: Die Krankenkassen können einem Krankenhaus sofort die Tagessätze für einen Patienten streichen, der keine gezielte Krankenhausbehandlung mehr erfährt. Ein Pflegefall benötigt kein Akutkrankenhaus, er muß entlassen werden, nach Hause, in ein „Langzeitkrankenhaus" oder Pflegeheim. In der Praxis ist diese konsequen-

te Regelung ein Dilemma und die Stationsärzte sitzen zwischen den Stühlen. Das Pflegeheim oder auch die ‚zwangsweise' Entlassung nach Hause nehmen einem Patienten meist jede Hoffnung, ganz abgesehen von den Kosten, die dabei oft auf ihn oder seine Familie zukommen. Diese Kosten werden nämlich in der Regel nicht mehr von den Krankenkassen übernommen.
Eines ist allgegenwärtig: die Entindividualisierung. Ich habe kein Untersuchungszimmer für die Patienten. Jedes Gespräch, jede intime Untersuchung muß direkt neben den anderen Patienten durchgeführt werden. Für einen relativ gesunden Menschen mit einem Knochenbruch oder nach einer Blinddarm-OP vielleicht keine Zumutung, aber das hier?! Kein vertrauliches Wort mehr mit den Angehörigen, ganz zu schweigen von Zärtlichkeiten zwischen Freunden. Angesichts des drohenden Todes besonders brutal. Drei- oder Vierbettzimmer, die teilweise überbelegt sind. Nicht nur einmal mußte ein fünftes Bett eingeschoben werden. Kopf an Kopf, die Patienten wie im Schlafwagenabteil. „Sind doch nur Saufköpfe", meinte eine Kollegin neulich. – Meine Arbeit in der Pathologie war ehrlicher, die Menschen waren tot, und man wollte sehen, woran sie gestorben waren. Hier sterben die Menschen sowieso, wie, das beobachtet man bis zum Schluß recht und schlecht, lügt sich mit seinen Therapien oft in die Tasche. Kollegen, die Gefühle zeigen, gelten als naiv, bestenfalls als Neulinge.

8. FEBRUAR

Ein endloses Wochenende liegt hinter mir und am Ende hatte es dann doch was von einer Sternschnuppe. Ich bin mir momentan nicht sicher, ob es nicht besser wäre, Leo seltener zu sehen. Nein, nicht, weil ich ihn nicht mehr sehen möchte, im Gegenteil. Aber diese Wechselbäder verkrafte ich kaum. Mir geht nicht die Freude des Erlebten nach, sondern die Trauer über den Abschied. Und ich hab oft ein schlechtes Gewissen, weil ich Leo ständig mit meinen unbewältigten Erlebnissen konfrontiere. Sie vergessen oder verdrängen, das gelingt mir auch nicht – ich finde in den zwei Tagen zu Hause keine Entspannung.
Es ist ja nicht im entferntesten „normaler" Alltag, was hier abläuft. Krankenhäuser waren für mich immer abgeschottete Gemeinschaf-

ten, abgeschnitten vom übrigen Leben. Hier, in der Strahlentherapie, ist dies Gefühl, einer geschlossenen, ausgeschlossenen Gruppe anzugehören, noch eklatanter.
Wie sieht das ein gesunder, nicht im Krankenhaus arbeitender oder liegender Mensch? Ein Freund meinte gestern, als ich von der entindividualisierten Atmosphäre sprach, daß er in Krankenhäusern wie im Klinikum Steglitz oder in Ringsdorf meist empfunden habe, daß der Patient zur Akte, zur numerierten Krankengeschichte wird. Mag sein. Aber dies ist nur der Teil der Wahrheit, den wir, die Gesunden, wahrnehmen – alles ist so neutral. Hinter den Mauern wird plötzlich etwas ganz Anderes deutlich. Denn trotz Medizintechnik und EDV sind da Schwestern, Pfleger, Sozialarbeiter, Ärzte und sogar einige ehrenamtliche Helfer. Nicht nur ich allein sehe die Bedürfnisse der Patienten. Man schlupft nicht so rasch in eine Aktenseite und wird abgelegt. Viel schlimmer ist die Raumnot. Der einfache Wunsch, einmal allein zu sein, auf den Topf zu gehen, ohne daß drei Zimmernachbarn daran „beteiligt" sind, denen dies lästig ist. Nicht nur einmal kamen wir zur Visite und ein Patient saß gerade auf dem Nachtstuhl, allen Zimmergenossen sichtbar, von uns gestört. Gerüche der Nachbarn, Schnarchen, Schmatzen, Röcheln, Stöhnen.
Heute besuchte mich Herr Trautmann. Er hat an Gewicht abgenommen und sieht elend aus, fühlt sich auch so. Er kann nur mühsam flüssige Nahrung schlucken. Die Bestrahlungsnebenwirkungen (er wird inzwischen ambulant bestrahlt) setzen ihm zu, seit einer Woche pausiert er. Die Bestrahlungspause mußte verordnet werden, um die Nebenwirkungen zum Abklingen zu bringen. Er kommt, wie er sagt, weil er mal wieder einmal mit mir sprechen will, das hätte ihm damals, bei seinem stationären Aufenthalt, gut getan. Ich kann mich kaum darüber freuen. Er ist so völlig fertig und bezweifelt, ob seine Strapazen überhaupt einen Sinn haben. – Ich sah in seinen Mund, die Schleimhaut war voller Geschwüre. (Wir Ärzte sprachen, was ich ihm verschwieg, schon in der Therapiebesprechung über seine massiven Bestrahlungsprobleme. Durch seine Zahnplomben, die nicht aus dem Bestrahlungsfeld „genommen" werden können, kam es bei ihm zu unkalkulierten Elektronenablenkungen, so daß die Zunge eine zu hohe Strahlendosis erhielt. Seine Zunge ist ein aufgequollener Schwamm, total entzündet und eingerissen, beängstigend). – Ihm sei heute die erneute stationäre Aufnahme vorgeschlagen worden,

doch er habe abgelehnt. Dabei erzählte er abermals, wie schlimm für ihn die Zeit auf der Station war. In diesem Klima könne niemand gesund werden.

Der zuständige Kollege vom Linac meinte später, Herr Trautmann wäre zu skeptisch und hätte kein Zutrauen zur Therapie. Man käme kaum an ihn heran. Außerdem entwickle er ständig neue Ideen zur Therapie, lese zuviel über andere Therapieformen, wolle ständig diskutieren.

Ich glaube, naive Patienten haben es hier leichter.

Dann Herr Laub, ein stationärer Patient. Er denkt nicht über die Schicksale seiner Bettnachbarn nach, ihm ist selbst viel zu elend (Zustand nach Zungen-Ca mit OP und Bestrahlung). Herr Laub wird an einer neu aufgetretenen Weichteilmetastase im Halsbereich bestrahlt. Täglich trage ich aus dem vorne offenen prallen Knoten über dem Brustbein schmierige Gewebsfetzen ab. Der Knoten schmerzt. Herr Laub ist depressiv. Die einengende Vierbettsituation belastet ihn, der Raum ist, wie alle Zimmer hier, sehr düster. Das einzige Fenster mündet in einen schmalen Lichtschacht. Mehrfach fragte mich seine Frau weinend, ob man nicht ein kleineres, persönlicheres Zimmer für ihn habe, „hier geht mein Mann vor die Hunde". Diese Zimmer gibt es auf der Privatstation.

Ich bin selbst privat versichert und froh darüber, besonders seitdem ich hier arbeite. Sie ist so ungerecht, diese Unterteilung. Das Elisabeth-Krankenhaus ist ein konfessionelles Haus mit betont christlichem Anspruch. Man bekommt nur einen Arbeitsplatz, wenn man seine Mitgliedschaft in einer Kirche nachweisen kann. Ob es im Himmel auch Privat- und Normalstationen gibt?

9. Februar

Als ich gestern von Herrn Laub berichtete, ahnte ich nicht, daß er heute Nacht, 3.15 Uhr, einen schnellen Tod sterben würde. Er hatte gestern die vorletzte Bestrahlung, von der Entlassung nach Hause war nicht die Rede. Heute Nacht verspürte er eine kurze Übelkeit, er ging zur Toilette. Dort brach er zusammen, spuckte große Mengen Blut, wohl nicht aus dem Magen, wie zunächst vermutet, sondern aus dem Hals. Seine Metastase, in der Nähe größerer Gefäße wachsend, hatte nun so ein Gefäß zerstört. Ehe nur die geringste Hilfe möglich war, starb er in etwa zehn Minuten. Es war ein Schock, nicht nur für die Kollegin aus dem Nachtdienst, die praktisch hilflos zusehen mußte, sondern auch für die Zimmernachbarn, die den Tod bewußt miterlebten. Die Familie war entsetzt. Letzte Woche hatte Herr Laub noch seinen 50. Geburtstag gefeiert. Die Schwester und ich hatten ihm bei der Visite ein Geburtstagsständchen gesungen. Er spendierte fröhlich jedem auf der Station ein Piccolo. Noch immer duftet ein Blumenmeer an seinem Bett, die vielen Glückwunschkarten stehen noch auf seinem Nachttisch.

Als ich morgens in die Besprechung kam, fragte meine Kollegin: „Na, wer ist denn wohl heute Nacht von Deinen Leuten verstorben?". Ich zählte verschiedene Namen auf, dann stutzte ich, Herr Laub? Die Kollegin schaute so komisch – ich war fassungslos, das war wirklich nicht zu erwarten gewesen.

Herr Minkus, sein Zimmernachbar, weinte heute. Er sah Herrn Mittag sterben, jetzt Herrn Laub. Er hat den gleichen Tumor, sie waren etwa im gleichen Alter und duzten sich. Herr Minkus half heute Nacht der Schwester und Karin, Herrn Laub ins Bett zu bringen, als es zu Ende ging.

Wir sprachen heute endlos über die zahllosen Probleme. Herr Minkus, geschieden, inzwischen trockener Alkoholiker, acht Kinder, Leichenfahrer einer Bestattungsfirma, ein sensibler Mensch mit rauher Schale. Er hat Angst, und diese Angst ist realistisch.

Ich komme mir wie ein Vertreter in Sachen Gesundheit vor: Wir bieten doch beste Therapien, man muß nur daran glauben und daß jemand stirbt, na ja, dieser Fall war ganz anders und überhaupt. Es ist wie mit der Pensionierung. Bis zum Tag X haben wir alle zu glauben, daß nur dieser Beruf und diese Arbeit Befriedigung verschaffen. Ein armer Wicht, der sich nach Reisen, Bücherlesen, eigener Zeit sehnt. Nach dem Tag X haben wir gefälligst kreative Rentner zu sein. Arbeit? Die wollten wir doch nie.

So auch hier. Nur wer das Leben schätzt, kann geheilt werden, man muß nur wollen. Und wenn die Ärzte meinen, da läuft nichts mehr, dann hat man das gefälligst zu akzeptieren, schließlich ist der Tod die logische Konsequenz unseres Daseins. – Das habe ich aber noch nie in einer Kosmetik-Reklame gesehen und darüber sprechen sollte man in diesem Haus auch nicht.

Folgende Erklärung der Verwaltung heute am schwarzen Brett entdeckt: „Erlaß zur Dienstkleidung – Chefärzte weißer Kittel zweireihig, Assistenzärzte weiße Hose, weißer Kittel einreihig, Schwestern und Pfleger weiße Kittel oder weiße Schürzen, weiße Hose oder weiße Wickelkleider, Schüler blaue Kleider und weiße Schürzen bzw. weiße Hosen und kurze weiße Jacken, Küchenpersonal Kittel grün-weißkariert." Ein Witzbold schrieb darunter: „Verwaltungsdirektoren kleinkariert."

17. Februar

Heute hat Leo Geburtstag, er ist zu Hause und ich bin hier.
Von mir möchte ich schreiben. Natürlich ist mein ganzer Bericht subjektiv, hat mit mir zu tun. Denn mir ist klar, daß ein anderer Mensch zu anderen Schlüssen kommen kann, den Krankenhausalltag anders erleben mag. Ich empfinde ihn so: niederschmetternde Krankheiten, kaum ein Patient hat eine Chance, zu wenig Menschlichkeit, Fließband, zuviel Arbeit. Die Entindividualisierung im Krankenhaus, die Gleichgültigkeit vieler Mitarbeiter – es mag angeberisch klingen, aber so ist es: ich bin der Motor der Station, kann schon die Weichen mitstellen. Einige Schwestern und Pfleger spüren mein Engagement und lassen sich mitreißen. Sie suchen, wie ich, Ansprechpartner für die tägliche Belastung. Es geht nicht nur darum, daß man die Probleme „abquatscht", aus Gesprächen entwickeln sich auch Ideen für Veränderungen. Allerdings kommen zur Hierarchie und den spezifischen Problemen dieser Station bzw. dieser Abteilung noch übergeordnete Probleme hinzu, die sehr gewichtig sind. Bettenpläne, eiskalte Politik – es geht ums Geld. Die, die es ausbaden müssen, sind immer die Patienten. Am Sonntag hatte ich Dienst und erlebte, als die Nachtschwester sich krank meldete, wie eine Tagschwester noch bis zum nächsten Morgen allein! Dienst tat – da gibt es keine Spielräume, alles ist so knapp geplant, daß nichts passieren darf. Urlaub ist Streß, zuerst für den Betroffenen, denn er hat ja vorzuarbeiten und danach Berge abzuarbeiten; und die vertretenden Kollegen arbeiten fast doppelt so viel. Die Chefs müssen keine Angst haben, daß man zu lange an einem Stück in den Urlaub geht (erwünscht wären eigentlich nur wenige Tage hintereinander). Die Kollegen achten schon

selbst darauf, und man hat auch kaum den Nerv für lange Ferien, danach schafft man kaum die Korrespondenz.
Noch habe ich gar nicht von den Arbeitsräumen der Stationen geschrieben. Winzige Zimmerchen. Da steht ein Schreibtisch, zwei Telefone, drei Hocker. Daneben die Medikamentenschränke und die vorbereiteten Infusionen, auch die Zytostatika werden in diesem Raum aufgezogen – die Gewerbeaufsicht muß im Tiefschlaf liegen. Zu normalen Zeiten teilen sich in einer Schicht vier Pfleger und zwei Ärzte, der Urologe und ich, die Strahlenärztin, diesen besseren Wandschrank. Der ganze Zettelkram, die Führung der Patientenkurven, Besprechungen – das alles geschieht in diesem engen Raum.
Meine Sehnsüchte! Ich finde keinen Punkt, nur mit Krankheiten mag ich mich nicht mehr befassen. Wie schön, eine Freundin schrieb mir Kierkegaards Satz: „Das Leben ist die Krankheit zum Tod". Gut gesagt. Aber Krankheit bedeutet für mich nichts, was Geist und Seele weitet. Wenn es einem nämlich so dreckig geht, wie meinen Patienten, dann ist man froh, überhaupt schnaufen zu können und ganz weit weg von der Empfänglichkeit für mehr Erkenntnisse.
Ich sehne mich nach Leo, nach Reisen, Weite und Luft – ich will 'raus. Aber ich kann mich doch nicht lösen, es ist so ungerecht, ich gehe abends gesund nach Hause, ich habe Freunde, ich kann genießen. Und meine Patienten? – Gestern und heute wieder Gespräche darüber, ob eine halbherzige Therapie das Leben eines Patienten noch um einige Wochen verlängern würde oder ob man ihn nach Hause schickt, damit er, wenn schon Familie da ist und sich sogar kümmert, im Kreis der Familie, in seiner Umgebung sterben kann. Dabei der Kampf mit meinem Chef, der Therapieglaube (wahrscheinlich könnte er hier aber gar nicht Chef spielen, wenn dieser Glaube nicht existierte) – es ist unbeschreiblich. So ein Elend habe ich noch nie gesehen, und dabei könnte vieles anders laufen. Hier ist ein Hinterzimmer unserer Gesellschaft, aber ein reichlich großes – Krankenkassen, Gesundheitsministerien, Kassenärztliche Vereinigung, die Kirchen als Aktiengesellschaften besonderer Art – Krankheit und Tod werden zum Objekt der Gesundheitspolitiker im Verein mit Wissenschaft und Industrie. (Die Medikamente und Geräte verschlingen Unsummen, wem sie am besten nutzen, das ist oft die Frage).

25. FEBRUAR

Müdigkeit, Depression, manchmal mag ich nicht schreiben. „Du mit deinem Mitleid bist hier fehl am Platz", so Karin neulich. Schon richtig, ich muß die Balance finden zwischen Menschlichkeit, Mitgefühl und dem nötigen Abstand.
Ich bin oft wütend, meist über meine Ohnmacht; Distanz finde ich damit nicht. Ich muß mich so nehmen, wie ich bin, erst einmal überwältigt und niedergemacht.
Frau Klotz, die „Mallorca-Tante", wie ich immer sage, eine meiner ersten Patienten im November, ist erneut in stationärer Behandlung. Gleich bei der ersten Kontrolluntersuchung fand sich ein neuer Herd in der Wirbelsäule. Es ist die Patientin mit dem Sigma-Ca von vor einem Jahr und der plötzlich erkannten Metastase in der BWS. Eine vitale Frau, die den Schock der Darmoperation gut verkraftet und wohl auch, mit Hilfe der optimistischen Chirurgen, gut verdrängt hatte. Dann kamen die Schulterschmerzen. Da sie Schreibkraft in einem Büro ist (war), dachte man natürlich an eine Muskelverspannung. Diese und jene Massage, von einem Orthopäden zum nächsten, keiner erkannte die Zerstörung des Knochengewebes, trotz Röntgenaufnahmen. Irgendwer schickte Frau Klotz dann zur weiteren Abklärung in unsere orthopädische Abteilung, hier erkannte man dann ihren Zustand. Bis ans Rückenmark war eine Metastase inzwischen vorgedrungen, eine hohe Querschnittslähmung drohte. Eine Schwierigkeit bestand darin, daß Frau Klotz zunächst gar nicht verstehen konnte, wie vom Darm her nun ‚böse' Zellen in die Wirbelsäule gelangt sein können. Dann das Problem, daß sie sich nur noch spärlich und bis zum Hals im Stützkorsett bewegen sollte. Gleichzeitig versuchte ich, ihre völlige Mutlosigkeit zu verhindern. Eine harte Nuß, die ich zum Teil knackte (wozu ich jeden Tag lange Gespräche mit ihr führte). Nach abgeschlossener Bestrahlung wurde sie frohen Mutes nach Hause entlassen. Nun der nächste Schock, Skepsis, ob Ärzte überhaupt noch helfen können. Zoffke findet keinen Draht zu ihr (Privatpatientin). Sie macht ihn aggressiv, wie er meint, weil jede Einsicht fehlt. Frau Klotz bewegt sich unverändert, ist eigentlich ein Aktivitätsbündel, dabei sollte sie doch liegen oder nur vorsichtig mit dem Korsett gehen und nicht rennen. Frau Klotz wird intensiv von ihrem Ehemann betreut. Kinderloses Ehepaar, gutes Einkommen, bis-

her wohl stets auf der Genußseite, Krankheit und Sozialprobleme gab es nie. Man ging gut essen, dann der Kegelclub (die Damen vom Kegelclub besuchen sie regelmäßig – „meine Kegelfrauen"). Der Ehemann in guter Position, sie halbtags spaßeshalber beschäftigt, ansonsten Haushalt. Er kommt jetzt nicht mit der Waschmaschine klar. Beide spüren die Veränderung, haben Panik vor der Zukunft, sie sprechen nicht davon, alles steht stumm im Raum. Wird überspielt mit Heiterkeit. Oder sie lassen die Flügel hängen, aber ohne daraus zu lernen – und irgendwie kann ich sie verstehen. Die alte neue Frage, wo lernen wir mit Krankheit umzugehen, gar den Tod als reale Größe erfassen? Modetrend hier und dort, jung und fit und dabei, ansonsten alles vorbei, aber schnell bitte.

7. März

Oft bin ich nur noch bleiern müde. Erneut die Erfahrung, daß man als Arbeitnehmer so zubetoniert werden kann, daß das eigene Fachidiotentum gar nicht mehr registriert wird. Zusätzlich zum Alltagsdienst sind soviele Spät- und Nachtdienste zu leisten, manchmal dreimal hintereinander (wenn Kollegen krank oder im Urlaub sind), daß keine Gedankenpause bleibt. Schlafen, Essen, Arbeiten – Zen? Ja, so kann man leben bis zum Ende, nichts gewesen, nichts mehr reflektiert, Ein- und Ausfuhr, auf allen Ebenen im Lot – nichts bleibt.
Na ja, Leo hat recht, die Freunde haben recht, ich selbst habe auch manchmal recht: ich durchlebe diese Krankenhauswelt auf befristete Zeit. Noch immer bringt die Arbeit viel Gewinn im Hinblick auf die Patienten, sicher auch mit den Kollegen, die ganze tägliche Situation. Medizinisch (ich bin immer noch, fast vergesse ich es, in der Fachweiterbildung zur Radiologin) sind meine Fortschritte zwiespältig. Klar, ich kann nun ohne technische Probleme mit Sterbenden umgehen, der Vorgang als solcher ist kein Schreck mehr. Ich kann ungefähr einen Diabetes einstellen, einige Medikamente sind mir im Schlaf vertraut und das Erstellen und Überwachen der meisten Therapiepläne ist Routine. Die Strahlentherapie selbst sehe ich äußerst kritisch. Wenn ich ein Mamma-Ca im Anfangsstadium habe, dann ist die Strahlentherapie die Therapie der Wahl, auch bei Lymphknotenerkrankungen – da gibt es einige Erfolge zu verzeichnen. Andererseits

wird mir immer bewußter, daß das Krankenhaus ein Geschäftsbetrieb ist. Mein Gehalt und die anderen Gehälter wollen bezahlt sein, und die modernen Geräte kosten Unsummen. Hat ein Krankenhaus so ein Gerät, dann muß es ausgenutzt werden, da rechnet die Verwaltung wie das Aufsichtsgremium bei Daimler oder sonstwo.
Wie wird Werbung für ein Bestrahlungsgerät gemacht? Dafür brauchen keine smarten Leute durch Highwaylandschaften düsen. Man vermittelt den umliegenden kleineren Krankenhäusern („peripher" genannt), daß nur so Rettung möglich ist. Na ja, und dann gibt es keinerlei Maß. Wir bestrahlen auch moribunde Patienten, bei denen keinerlei Erfolge, nicht einmal Schmerztherapie, zu erwarten sind. Da wird die Sache fragwürdig – und diese Fälle sind keine Einzelfälle. Es werden zahllose Scheingefechte um Bettenbelegung und Maschinenausnutzung geführt, Kampf zwischen den roten und den schwarzen Zahlen. Klar, wenn ein Haus nicht ständig eine totale Belegung nachweisen kann, werden Betten gestrichen. So ein Krankenstand ist nicht zu planen wie die Produktion von Badeanzügen, aber man kalkuliert doch so, und das geht zu Lasten der Patienten. Welcher Patient oder Angehörige kann schon bei der Aufklärung begreifen, ob er wirklich von der Therapie etwas zu erwarten hat oder ob da nicht noch ganz andere Kriterien einfließen, die mit ihm als Menschen nur wenig zutun haben. Humanmedizin – ein großes Wort. Ein Thema für sich, wie sich Ärzte in die Taschen lügen können.
Von so vielen Patienten wäre zu erzählen – jeder ein Schicksal für sich. Ich muß mich disziplinieren, muß diese Zeit festhalten. Wahrscheinlich glaube ich sonst irgendwann selbst nicht mehr, daß alles kein Alptraum, sondern wirklich Alltag war.
Der Visitentod des Herrn Schwarz:
Natürlich herrscht auf so einer Station ständiger Patientenwechsel, wenn auch nicht in dem Maß wie beispielsweise auf einer allgemeinen chirurgischen Station. Aber seit ich hier bin, sind viele Patienten verstorben, einige wurden entlassen, erneut aufgenommen und entlassen oder sie kamen zurück, um hier zu sterben. Wobei ein deutlicher Unterschied zwischen den Privatpatienten und dieser Männerstation besteht. Was verschiedene Ursachen hat. Unter anderem liegt es daran, daß wir viele HNO-Tumoren therapieren, und das sind oft die Tumoren der Alkoholiker und exzessiven Raucher. Offensichtlich sind darunter eine Menge sozial schwacher, vom Leben gebeutelter Menschen

(ich habe viele geschiedene Männer auf der Station – oft Einzelgänger). Entsprechend sind ihre Probleme, sie haben niemanden, der nach ihnen fragt oder sich um sie kümmert. Die Patienten haben auch hier ihre Probleme, sie trinken und rauchen mehr oder weniger heimlich. Manchmal muß ich ‚rabiat' werden und mit der Entlassung aus dem Krankenhaus drohen (dann trinken sie um so heimlicher). Aber es sind auch andere Patienten da, Männer mit Bronchial-Ca, Prostata-Ca, Lymphomen, Hautgeschwülsten – die ganze Palette der Onkologie.

Von Herrn Schwarz will ich berichten. Ein netter alter Herr, zu Hause gut umhegt. Vor einigen Jahren an einem Blasenkrebs operiert und bestrahlt. Jetzt kam er mit plötzlich aufgetretenen leichten Sprachstörungen, der Verdacht auf einen Hirnprozeß lag nahe. Nach ambulanter Durchführung eines Schädel-CT entschieden wir uns für eine Diagnose: Hirnmetastase – obwohl dies ungewöhnlich ist bei diesem Tumor. Differentialdiagnostisch stand noch ein zweiter Tumor, ein primärer Hirntumor, zur Diskussion. Herr Schwarz kam zur Hirnbestrahlung, zu Fuß, erstaunlich rüstig aussehend. Er bezog, leicht geschockt, sein Bett in einem Viererzimmer. Um ihn herum, wie meist, lauter Schwerstkranke, viel jüngere Mitpatienten. Er fragte mich, ob ich nicht ein anderes Zimmer habe (immer diese Frage, aber ich habe kein anderes). Dann anhand des CT Berechnung der Bestrahlungsfelder, Simulation, Erarbeiten einer Maske usw. Nach den ersten beiden Bestrahlungen (man weiß, daß es durch die Bestrahlung zunächst zu einer Hirnschwellung kommen kann), erlitt Herr Schwarz einen generalisierten Krampfanfall, den ich kaum in den Griff bekam. Danach war er halbseitig gelähmt, die Sprachstörungen nahmen so zu, daß man ihn nur noch mit höchster Konzentration verstehen konnte. Er mußte jetzt hochdosiert mit Cortison behandelt werden, um die Hirnschwellung zu beheben. Selbstverständlich mit Magenschutz, damit er nicht durch Nebenwirkungen des Cortisons an einem Magengeschwür erkrankt. Als Begleiterscheinung des Cortisons entwickelte sich nach einigen Tagen ein Diabetes mellitus. Für seinen Zuckerstoffwechsel mußte Herr Schwarz nun zusätzlich mit Insulin behandelt werden. Es ging ihm schlecht, er wurde depressiv, wollte nicht mehr essen. Die Angehörigen waren stets besorgt, fragten mehrfach, ob sie ihn nicht nach Hause nehmen sollten. Im Krankenhaus ginge es ihm ja ständig schlechter, auch wäre die Versorgung

nicht so gut (wobei sie betonten, sie sähen natürlich, daß die Schwestern überlastet sind und deshalb nicht viel Zeit für den einzelnen Patienten aufwenden können). Zwei Töchter des Patienten kamen täglich mehrfach im Wechsel, um ihn zu füttern oder auch um beim Waschen zu helfen. Ich fragte zwischendurch meinen Chef und meinen Oberarzt, ob wir die Bestrahlung nicht abbrechen und Herrn Schwarz nach Hause entlassen sollten. Ich wurde belehrt, daß die Therapie das einzig Sinnvolle sei, ich solle mich nicht von subjektiven Gefühlen leiten lassen, wo es um Therapiekonzepte ginge, die vor allem Konsequenz erforderten. Plötzlich bekam Herr Schwarz heftige Blasenblutungen, die Urologen legten einen Katheter, bei der Zystoskopie erkannte man, daß in der Blase ein riesiges Rezidiv des Blasentumors gewachsen war. Der Katheter blieb, die Blasenblutung wurde mit Eisspülungen behandelt. Zusätzlich benötigte Herr Schwarz Blutkonserven. Inzwischen hatte sich sein Zustand so verschlechtert, daß die Hirnbestrahlung ausgesetzt werden mußte. Erneut fragten die Angehörigen, sie bedrängten mich, ob sie ihren Vater nicht nach Hause nehmen könnten. Herr Schwarz konnte inzwischen nicht einmal mehr vor dem Bett sitzen, er war bettlägerig, apathisch, brauchte Infusionen, da er weder aß noch trank. Als es ihm geringfügig besser ging (d.h. als die Laborwerte sich besserten und die Blasenblutung zum Stillstand kam) wurde von meinem Oberarzt angeordnet, daß die Hirnbestrahlung sofort fortzusetzen ist.
Letzte Woche hatte Herr Schwarz die letzte Hirnbestrahlung, seine Entlassung wurde vorbereitet. Als wir bei der Oberarzt-Visite am Dienstag ins Zimmer kamen (übrigens längst ein Einzelzimmer), da sahen Schwester Suse und ich bereits an der Tür, daß Herr Schwarz tot im Bett lag. Mein Oberarzt ging zu ihm in seiner bewährten stereotypen Freundlichkeit, nahm seine Hand und sagte: „So, wie geht's uns denn, Herr Schwarz?" – Dann erst begriff er, drehte sich um und meinte freundlich zu uns: „Da haben wir wohl nichts mehr zu tun". Wir informierten eine Schwesternschülerin, die Herrn Schwarz ordnungsgemäß ‚versorgte' und setzten ohne weitere Erörterung die Visite fort. Dies trug sich wirklich genau so zu, kaum zu glauben. Ich sprach später noch mit einer Tochter von Herrn Schwarz. Sie meinte, für sie wäre am schlimmsten, daß er nicht zu Hause sterben konnte, aber sie wüßte, daß es nicht an mir lag. Ich ‚verteidigte' noch meine Chefs und meinte, die Therapie hätte auch anders verlaufen können.

Ich war aber unehrlich, ich wollte die Frau trösten. Man hat sehen können, daß es hier nicht anders ausgehen würde, zumindest nach dem Krampfanfall und in den Tagen danach. Dies war kein Einzelfall und deshalb machte es mich wütend.

8. MÄRZ

Heute nur von den äußeren Bedingungen. Längst nehme ich an „den Diensten" teil. Sie sind hier anders strukturiert als in Ringsdorf. Es gibt den sogenannten Hausdienst, den Rufdienst (Hintergrunddienst) und den Dienst am Gerät. Beim Hausdienst ist der Arzt in der Klinik und hat die Verantwortung ab Dienstschluß bis zum nächsten Morgen (Nachtdienst). Wobei er nicht nur die Stationen betreut, sondern auch in der Diagnostik eingesetzt wird als ‚Radiologe vom Dienst'. Kommt ein Unfall- oder ein internistischer Notfallpatient, der geröntgt wird, müssen die Bilder interpretiert werden. Außerdem schaut man auf den Stationen nach dem Rechten oder wird gerufen, wenn ein Arzt akut erforderlich ist. Hier in der Strahlentherapie benötigt man uns nachts am häufigsten, um den Tod eines Patienten festzustellen, oder kurz davor, wenn er sich heftig ankündigt. Je nach Einschätzung des Diensthabenden, werden nochmals alle therapeutischen Möglichkeiten eingesetzt, oder es wird beschlossen den Patienten friedlich sterben zu lassen. – Obwohl der Tod hier eine Alltäglichkeit ist, und häufiger am Ende einer Therapie steht als die Gesundung, können ihn die Vorgesetzten nicht tolerieren. Zum „Super-GAU" gerät er vor Abschluß einer Therapie, weil er in diesem Fall für die Statistik ein Minus bedeutet, eine Art Hohngelächter auf die Fanatiker des „technisch Machbaren". Entsprechend gilt es dann, den Chefs genau zu erklären, was im einzelnen alles unternommen wurde, um den Tod abzuwenden. Es ist ein Zeichen fachlicher Inkompetenz, wenn Patienten sterben. Einfach absurd. Der Chef fragt allen Ernstes: „Warum ist der X verstorben?" Ich habe mich einmal so über die Frage geärgert, daß ich antwortete: „Weil der Patient krank war!". Wenn man sieht, wie sich auf den Stationen manche Patienten quälen müssen, wie entsetzlich ihr Zustand ist, dann empfinde ich so eine Frage als nackten Zynismus.

Eigentlich sollten wir laut Tarifvertrag nach einem Nachtdienst nach Hause gehen. Dies ist hier nicht möglich. Man arbeitet am nächsten Morgen ganz normal weiter. Wobei die Nächte unterschiedlich verlaufen. Manchmal ist bis 24 Uhr die Arbeit erledigt; oft müssen noch Medikamente gegeben werden (es gibt Zytostatika, die rund um die Uhr in einem bestimmten Turnus zu verabreichen sind), oder man sieht nach bestimmten Patienten, spricht mit der Nachtschwester, ob alles klar geht. Meist werde ich aber noch so ein- bis zweimal aus dem Bett geholt. Wenn das um 3 Uhr morgens und dann wieder um 5 Uhr passiert, ist die Nacht gelaufen. Und um 7.45 Uhr beginnt ja ohnehin der tägliche Betrieb mit dem Besprechungskarussell.

Bei den Rufbereitschaften muß der Betroffene telefonisch erreichbar sein, er wird gerufen, falls im Dienst so viel los ist, daß ein zweiter Arzt gebraucht wird – das ist mir allerdings bisher noch nie passiert.

Die Gerätedienste sind, so empfinde ich es, der eigentliche Terror. Die Bestrahlungsgeräte müssen sich amortisieren, der Bedarf ist da bzw. er wird aufrecht erhalten. Die Geräte laufen ab morgens um 7.30 Uhr bis nachts gegen 22 Uhr. Das Ende steht nicht exakt fest, richtet sich nach der Patientenzahl bzw. nach den unterschiedlich zeitaufwendigen Bestrahlungen. Im Vergleich: Wird punktuell nur eine kleine Hautmetastase bestrahlt, so erfordert dies nur eine Einstellung und eine Bestrahlungsdauer von etwa ein bis zwei Minuten. Im Gegensatz dazu sind z. B. bei der Bestrahlung eines Schilddrüsenkarzinoms mehrere komplizierte Einstellungen erforderlich (Bestrahlung der Lymphabflüsse und des Tumors von verschiedenen Seiten), sodaß insgesamt für eine solche Bestrahlung etwa 45 Minuten erforderlich sein können. Natürlich spielt es auch eine Rolle, ob der Patient körperlich in der Lage ist, sich selbst auf den Bestrahlungstisch zu legen, oder ob er von uns mühsam aus dem Bett auf den Tisch gehoben werden muß. Kommen mehrere Patienten an einem Tag zur Ersteinstellung, dann steigt der Zeitaufwand ebenfalls.

In den letzten Wochen mußte manchmal bis gegen Mitternacht bestrahlt werden. Früher, so berichten Kollegen, soll es manchmal bis morgens um drei Uhr gegangen sein (dies konnte angeblich durch entsprechende Interventionen der Kollegen und seitens der Gewerkschaften abgestellt werden).

Wir behandeln nicht nur die Patienten unserer Abteilung – von denen nur ein geringer Teil stationär ist, – sondern auch die anderer

Krankenhäuser. Die Patienten werden z.B. vom Roten Kreuz gebracht, hier bestrahlt und dann in ihre Krankenhäuser zurückgefahren. Die MTR und Physiker arbeiten an diesen Geräten im Schichtdienst. In jeder Schicht müssen ein Arzt und ein Physiker sein. Die Ärzte, die nicht zum Schichtdienst eingeteilt sind, haben nach ihrem regulären Dienst zusätzlich weitere Stunden zu leisten, die häufig die Größenordnung eines zweiten Arbeitstages erreichen. Ein Assistenzarzt arbeitet an so einem Tag 14 bis 16 Stunden am Stück. Freizeitausgleich wird nicht gewährt, die Verwaltung vergütet diese Arbeitszeit als Überstunden, am nächsten Morgen läuft der reguläre Dienst weiter.

Die Physiker werden primär für die „Neueinstellungen" benötigt, die Ärzte auch. Sie müssen die Patienten außerdem untersuchen, mit ihnen Gespräche führen, Medikamente verordnen und kontrollieren, wann z.B. Haut- oder Blutbildreaktionen so bedrohlich sind, daß eine Bestrahlungspause einzulegen ist. Oft haben die Patienten auch einfach „nur" das Bedürfnis, mit dem Arzt über ihre Probleme zu sprechen. Viele ambulante Patienten gehen nach Hause und führen dort ein scheinbar normales Leben. Die Familie und Freunde sollen nicht merken, daß sie an Krebs erkrankt sind. Manchmal haben sie auch Angst, es könne am Arbeitsplatz bemerkt werden und sie könnten diesen wegen ihrer Krankheit verlieren.

Eine Patientin führt einen eigenen Betrieb. Seit sieben Jahren leidet sie an Brustkrebs mit Metastasen, sie versucht, alle Therapien ambulant zu überstehen, arbeitet sogar während der Bestrahlungszyklen, weshalb sie Wert auf spätabendliche Termine legt. Sie sieht blendend aus. Ihr nackter Körper, eine ausgemergelte Gestalt, ist jedoch mit zahllosen Narben übersät (beide Brüste mit Brustmuskulatur amputiert, operative Entfernung einer Lungenmetastase und von Lymphknoten am Hals, mehrfach bestrahlt). Und immer die Angst, ob sie es erneut schafft oder ihre Kräfte jetzt aufgebraucht sind.

Am Tag ist für jedes Gerät ein Arzt verantwortlich (vergleichbar dem Stationsarzt. Irgendwann werde ich auch von der Station ans Gerät wechseln). Für die Spätschicht ist kein Arzt vorgesehen – dieses Geld spart die Verwaltung, das ist der sogenannte Gerätedienst.

Aufgrund der äußerst knapp kalkulierten Arztstellen gibt es fast täglich irgendeinen Zusatzdienst (z.B. Montag Nachtdienst, Dienstag Gerätedienst, Donnerstag Gerätedienst, Freitag Rufbereitschaft –

mindestens einmal im Monat kommt man mit einem Wochenenddienst dran). Praktisch sind abends immer drei Kollegen in den verschiedenen Diensten eingesetzt, ganz abgesehen von den „freiwilligen" (unbezahlten) Überstunden auf der Station.

14. MÄRZ

Das spielerisch phantasierte Ereignis trat ein. Eine Kollegin hatte nach längeren Zermürbungsaktionen eine Woche Winterurlaub genehmigt bekommen. Ganz euphorisch war sie. Wir blödelten, malten uns aus, wie es wäre, wenn sie einen Skiunfall erlitte.
Nach einigen Tagen Urlaub rief sie an: das linke Knie geprellt, rechts eine Kreuzbandverletzung. Keine kleine Sache, so etwas braucht Ruhe und viel Zeit zum Ausheilen. Wobei noch aussteht, ob die Bänder nicht sogar operativ stabilisiert werden müssen. Mist! Natürlich zunächst für die Kollegin (Karin). Es ist ja auch verrückt. Wann soll ein Mensch hier noch Zeit finden für etwas Skigymnastik. Karin arbeitet hier seit dem 1.8.'87, hatte bisher noch keinen Urlaub, den gleichen Streß wie wir alle. Außerdem wohnt sie in Kreuzdorf (da hat ihr Mann eine Arbeitsstelle bekommen – sie waren auch ein Jahr getrennt, vorher arbeitete sie in Kattelbach). Nach Kreuzdorf sind es von Schaumburg fast 60 km, diese Strecke fährt sie jeweils morgens und abends mit dem Auto. Am Freitag war ihr letzter Arbeitstag. Nachts fuhr sie los in den Skiurlaub – klar, daß da wenig Entspannung und Gelenkigkeit vorhanden sind. Zoffkes sarkastischer Kommentar: man darf den Assistenten keinen Winterurlaub genehmigen.
Für uns Kollegen bedeutet der Unfall auf vorerst unabsehbare Zeit noch mehr Arbeit. Ich werde Karin auf der Frauenstation vertreten – diese Station hätte ich ohnehin nach ihrem Urlaub übernehmen sollen. Jetzt werde ich hier den Einstieg zusätzlich zu meiner Arbeit auf der Männer- und Privatstation finden müssen. Allerdings bin ich nicht ganz allein. Udo, ein rumänischer Arzt, leistet hier inzwischen sein „Einbürgerungsjahr" ab. Ein Aussiedler erhält in der BRD erst dann eine Arbeitserlaubnis im Gesundheitswesen, wenn er ein Jahr umsonst gearbeitet hat, d.h. er erhält von der Bundesregierung knapp 800 DM monatlich. Das Elisabeth-Krankenhaus hat zahllose Pfleger und Ärzte mit diesem Status beschäftigt. Billige Arbeitskräf-

te, und sie sind zurückhaltend in ihren Ansprüchen, da sie hoffen, hinterher eine feste Anstellung zu erhalten. An den Nachtdiensten usw. dürfen sie allerdings nicht teilnehmen, überhaupt sollen sie nicht alleinverantwortlich arbeiten. Sie werden aber so eingesetzt, daß sie nicht zu wenig Arbeit haben. In der Strahlentherapie ist Udo der „Springer". Eigentlich wollte er in die Röntgendiagnostik, das versprach man ihm, aber erst nach einer ‚Zwangszeit' in der Strahlentherapie.

Auch mehr Dienste werden die Kollegen nun zu leisten haben. Das Krankenhaus benötigt täglich 24 Stunden Betreuung – da gibt es keine Ausfallzeiten.

Ohnehin gibt es hier eine seit Januar unbesetzte Assistenzarztstelle. Entweder finden die wirklich keine Assistenzärzte – kaum zu glauben – oder das Haus spart geschickt. Wahrscheinlich wegen der Gesamtsituation gibt es hier nie eine halbwegs optimale Besetzung. Es herrscht ein dauernder Wechsel. Karin kam im August '87, ich begann am 1. November '87. Jedes Mal verließ vorher ein „Erfahrener" die Abteilung, wodurch noch zusätzliche Lücken entstanden, da vor dem Ausscheiden noch anteiliger Urlaub genommen werden muß. Neulinge können und dürfen für die Dienste nicht sofort eingeteilt werden.

Seit dem 1. Januar ist Ute dabei. Am 1. April soll noch ein neuer Kollege beginnen – wir Assistenten glauben noch nicht daran. Roland sitzt bereits in den Startlöchern. Ihm wurde versprochen, daß er nach Karins Rückkehr aus dem Urlaub in die Diagnostik wechseln darf (er kann keine Strahlentherapie mehr sehen, ist nur noch zynisch).

Ein Graus, diese Stellensituation – keine einzige, sei es noch so winzige Lücke, ein Ereignis wie Karins Unfall überspannt den Bogen noch weiter.

Man sieht allerdings genau, wo die Schwerpunkte gesetzt werden. Am Gerätedienst darf nicht gerüttelt werden – jedes Gerät hat seinen eigenen Arzt über Tag. Man akzeptiert lieber Lücken auf den Stationen.

17. MÄRZ

Heute wurde Frau Mahler, eine Privatpatientin, nach Korbstadt zurückverlegt. Patienten, die weiterhin in einem Akutkrankenhaus behandelt werden müssen, deren Therapie bei uns jedoch abgeschlossen ist, können in die sogenannten Heimatkrankenhäuser zurück. Diese Möglichkeit wird unterschiedlich in Anspruch genommen. Manchmal drängen die Patienten darauf, um näher am „Zuhause" zu sein. Ab und zu sind wir froh, einen schwierigen Patienten „abschieben" zu können und argumentieren, daß bei uns keine weitere Therapie möglich sei. Das Jonglierspiel mit der Bettenbelegung läßt sich hier geschickt einsetzen. Wird ein Bett benötigt, werden das Heimatkrankenhaus oder der Patient unter Druck gesetzt. Sind Kapazitäten frei und kann das Bett nicht sofort belegt werden (z. B. vor Wochenenden) wird der Patient entsprechend später verlegt – eine medizinische Begründung findet sich leicht.

Aber ich will jetzt nicht von Politik oder ähnlichem sprechen, sondern von Frau Mahler, die mir persönlich sehr nahe stand.

Erst im September letzten Jahres pensionierte Lehrerin, war sie nach Diagnose ihrer Erkrankung und einer Vorbehandlung zu uns verlegt worden.

Sie stammt aus einer sogenannten „guten Familie", der Bruder ist Oberbürgermeister einer benachbarten Stadt. Frau Mahler ist unverheiratet, hat einen großen Freundeskreis. Darunter sind eine enge Freundin und ein guter Freund, Witwer, beide ebenfalls ehemalige Lehrer.

Kurz nach ihrer Pensionierung hatte Frau Mahler während einer Reise Gleichgewichtsstörungen gespürt. Nach entsprechenden Untersuchungen war ein Hirntumor erkannt worden. Der Tumor konnte operativ nur teilweise entfernt werden. Zur weiteren Therapie wurde eine radioaktive Substanz in das OP-Gebiet gelegt, um den Resttumor zu zerstören. (Durch diese Einlage wurde die Patientin selbst zur „Strahlungsquelle" – eine wenn auch geringfügige Strahlenbelastung für alle Kontaktpersonen). Die Patientin kam zur ergänzenden radiologischen Nachbestrahlung in unsere Klinik.

Als ich sie das erste Mal erlebte, empfing sie mich aufrecht sitzend im Bett, freundlich, selbstbewußt, eine Persönlichkeit, die zu verstehen gab, daß hier jemand über sich selbst zu entscheiden wußte. Von Böll

zu Frisch verlief der Bogen der Bettlektüre, täglich die Zeitung. Frau Mahler, meist in flotten Schlafanzügen, schmal, sehr zierlich aussehend, wunderschöne graumelierte Locken, alles wirkte echt, ohne Maskerade. Sie sprach sehr akzentuiert, wenn man genau hinhörte, wirkte ihre Sprache leicht schleppend, ich spürte die Konzentration dabei. Aber sie sprach klar, war über ihre Erkrankung gut informiert, erwartete von der Bestrahlung viel; wenn nicht die Heilung, so eine Chance zur Lebensverlängerung (wie sie sich ausdrückte).
Ich besuchte sie gern, mir gefiel ihre Eigenständigkeit. Sicher hatten wir auch ähnliche Interessen und Gedanken, wir begegneten uns auf einer Ebene. Sie wollte ganz in die Therapie einbezogen sein, mitentscheiden, was mit ihr passiert und warum. Manchmal sind solche Patienten anstrengend, sie gelten sofort als problematisch.
Ärzte und Magier lassen sich ungern in die Karten sehen. Und das Pflegepersonal schätzt keine „Störungen" des Stationsbetriebes. Ich hatte bisher mit selbstbewußten Patienten keine schlechten Erfahrungen gemacht. Man gewinnt einen Partner und die Verantwortung relativiert sich, was ich als Erleichterung empfinde. Wobei die Regression mancher Patienten bestimmt nicht allein die „Schuld" oder gar der Wunsch der Ärzte ist, sie hat mit der Psyche und dem sozialen Umfeld der Patienten zu tun. Ich finde die oft „gewünschte" Rolle eines Übermenschen oder der Übermutter unerträglich. – Einige Patienten fordern es heraus, da sie im Krankenhaus plötzlich alle sonst vorhandenen Selbstüberforderungen und Eigenansprüche abstreifen. Zur Entlastung schlüpfen sie in eine Kinderrolle, suchen den Arzt als eine Art Amme. Andererseits kann die Rolle des „Übermenschen" auch dem Arzt ein Gerüst sein – was hat er hier manchmal sonst anzubieten?
Wie bleibe ich dem Patienten gegenüber ehrlich, ohne ihn mutlos zu machen? Da scheint es bequem, wenn Patienten und Angehörige nicht weiter nachfragen – was mich oft mehr belastet. Ich komme mir wie ein schmieriger Vertreter vor, der fröhlich seine Ware verkauft, obwohl er weiß, daß davon kein besonderes Glück zu erwarten ist. – Oder bin ich nur egoistisch? Will ich es mir einfacher machen?
Frau Mahler jedenfalls fragte, forderte, bezog ihren Trost aus Offenheit, Sachlichkeit und Distanz.
Etwa zwei Wochen nach ihrer stationären Aufnahme klopfte plötzlich ihr Schwager an meine Tür. Er teilte mir mit, gerade wäre Frau

Mahlers Bruder, „der Oberbürgermeister von ... Sie wissen schon", verstorben. Ich wußte es nicht, es interessierte mich auch nicht, ob er Oberbürgermeister ist. Er hätte seit längerer Zeit an einem Gallenwegskarzinom gelitten, sei im Korbstädter Krankenhaus gelegen. Das Problem bestünde darin, daß er Frau Mahlers Lieblingsbruder war – er habe nun Sorgen, wie sie den Tod ihres Bruders verkrafte, insbesondere in Anbetracht ihrer eigenen Situation. Frau Mahler wäre nicht nur hochgebildet, sondern auch hochsensibel, ob ich meine, daß er ihr die Nachricht zumuten könne.
Ich fühlte mich zunächst reichlich überfordert, schließlich kannte ich Frau Mahler gerade zwei Wochen. Und der Schwager? Irgendwie ärgerte mich dieser Knülch. Nach kurzem „Übersprungsgerede" fing ich mich und befand, man müsse mit ihr sprechen, schon da sie täglich die Zeitung lese, die ja den Tod einer so bekannten Person bestimmt melden würde. Der Schwager wollte dann, daß ich mitkomme, um, wie er sich ausdrückte, notfalls medizinisch eingreifen zu können. Er hatte offensichtlich Angst vor der möglichen Reaktion Frau Mahlers.
Vor dem Krankenzimmer trafen wir zum Glück ihren schon erwähnten Freund, den ich bei dieser Gelegenheit erstmals näher kennenlernte. Er erwartete den Schwager und meinte freundlich, aber bestimmt, zu mir, daß er gern mit Frau Mahler allein sprechen wolle. Sie wäre eine sehr starke Persönlichkeit und der Situation sicher gewachsen.
Abends besuchte ich sie. Sie lag ruhig im Bett und blickte mich lange an. Ich versuchte mit ihr zu sprechen, meinte, daß sie sicher einen schweren Tag hinter sich habe. Sie antwortete zunächst sehr gefaßt, dann nahm sie meine Hand und weinte einfach los. Wir sagten nichts. Sie war kein Mensch, der zuviel Nähe brauchte, das spürte ich. Ich blieb einfach so an ihrem Bett sitzen. Irgendwann beruhigte sie sich, meinte, mein Besuch hätte ihr gut getan, sie wolle jetzt noch allein sein. Ich ging. Wenige Tage später fiel mir bei der Visite auf, daß Frau Mahler einige Worte verwechselte, sich darauf fast erschrocken bemühte, ihre Worte unter Kontrolle zu bekommen. Später fand ich ihre Sprache wieder unauffällig. Ich bemerkte jedoch, daß sie weniger las. Wenn ich sonst überraschend ins Zimmer kam, hatte sie meist ein Buch in der Hand. Nun lag sie da und döste.
Irgendwann sprach mich ihr Freund an und meinte entsetzt, daß die Erkrankung wohl rasch voranschreite. Sie könne ja kaum mehr

einem Gespräch folgen, würde dies auch merken und wäre darüber völlig verzweifelt. Mir war das Ausmaß ihrer Erkrankung bisher verborgen geblieben.
Ich sprach mit meinem Chef darüber. Wir führten ein Kontroll-CT durch und mußten sehen, daß der Tumorbereich von einem riesigen Ödem umgeben war. Frau Mahlers Cortison-Dosis wurde stark erhöht. Die Bestrahlung wurde wie geplant weitergeführt.
Inzwischen sahen ihre dünn gewordenen Haare völlig verfilzt aus, die durchschimmernde Kopfhaut war leicht gerötet, man paßte ihr auf Vorschlag der Freundin eine Perücke an.
Ihre Sprache wurde immer holpriger. Sie zog sich zurück, weinte viel, reagierte meist nur noch auf direkt gestellte Fragen, die sie mit ja oder nein beantworten konnte. Der „Herr Professor", der Chef der Strahlenklinik, und immer dann gefordert, wenn Herr Zoffke im Urlaub ist, sprach am Bett eigentlich nur zu mir, über die Patientin hinweg. Er äußerte sich ungeniert über ihren Zustand – ganz locker, mit völlig auf mich gerichteten Blick, während die Patientin dabei wie ein Fremdkörper im Bett lag. Ihm war das anscheinend nicht bewußt. Schrecklich, nach jeder Chefvisite kehrte ich zurück, um ihr zu verstehen zu geben, daß ich sie verstünde. Wenn man Geduld hatte, nur wenig sprach, dann schaffte sie es, deutlich zu werden. Frau Mahler hatte eine partielle motorische Aphasie entwickelt.
Am Ende der Therapie, unter der die Patientin stark abgebaut hatte, sollte sie in ihr „Heimatkrankenhaus", das keine Abteilung für Strahlentherapie besitzt, verlegt werden. Mehrfach baten mich sowohl die Freundin wie der Freund, Frau Mahler doch noch hier zu behalten. Die Verlegung würde ihr zeigen, daß keine Hoffnung mehr besteht. Außerdem wäre doch kürzlich der Bruder in diesem Krankenhaus gestorben, dies würde sie jetzt zunehmend beschäftigen. Ich besprach dies mit den Chefs, aber es ging nicht. Objektiv gab es keine Möglichkeit, da sie „austherapiert" war, und subjektiv ging es nicht, da die Privatstation keine „freien" Betten hatte. Hätten wir freie Kapazitäten gehabt, wäre in diesem Fall nicht von Verlegung gesprochen worden. (Ich kenne Fälle, wo man „gesündere" Patienten nicht entließ).
Einen Tag vor der geplanten Verlegung entwickelte Frau Mahler eine Thrombose mit daraus resultierender Lungenembolie, so daß sich dadurch eine Verzögerung ergab. Ihr ging es psychisch zunehmend

schlechter, auch die Rückzugstendenzen, unterbrochen von Weinkrämpfen, nahmen zu. Ein Kontakt war kaum mehr möglich.
Die Lungenembolie besserte sich erstaunlich rasch. Frau Mahler wurde inzwischen als verlegungsfähig befunden. Die Verlegung mußte schnell organisiert werden, „ehe ein weiteres Ereignis dazwischen kommt".

22. MÄRZ

Heute traf ich Herrn und Frau Trautmann. Er kam zur ersten Bestrahlungsnachschau. Seine Hals- und Mundregion ist deutlich pigmentiert, gebräunt wie nach einem Sonnenbad. Er sieht schmal aus, aber sein Blick ist klarer als bei unserer letzten Begegnung und seine Stimme klingt nur noch leicht heiser. Es geht ihm besser, dachte ich, und er bestätigte meinen Eindruck, er fühle sich „wie ein Phoenix aus der Asche". Toll! Beim letzten Treffen war ich skeptisch, und schließlich sind meine Erfahrungen mit den meisten stationären Patienten ganz andere. Die seltenen guten Verläufe verliert man hier auf Station schnell aus dem Blick.
Herr Trautmann wird demnächst in eine „Nachsorgekur" fahren. Und dann „kann ich 'mal wieder an meine Arbeit denken, hoffe, daß ich alles gepackt habe", sagt er strahlend.
Da fällt mir Herr Maier ein. Bei ihm war eine Lungengeschwulst ans Rückenmark herangewachsen – wegen unerträglicher Schulterschmerzen hatte er zuerst seinen Hausarzt aufgesucht. Die Bestrahlung mußte stationär erfolgen. Er durfte in dieser Zeit in einem Spezialbett nur auf dem Bauch liegen. Wir befürchteten, daß es durch eine ungeschickte Bewegung zu einer Querschnittslähmung kommen könnte. Diese zusätzliche Strapaze zermürbte ihn. Es gab mehrere Phasen, in denen er aufgeben wollte. Seine Lebensgefährtin und ich, besonders aber eine extrem engagierte Krankengymnastin, schafften es, ihm über diese „Einbrüche" hinweg zu helfen.
Seine „Heilung" steht auf tönernen Füßen, denn der Tumor konnte natürlich nicht vollständig wegbestrahlt werden. Die Therapie war nicht kurativ, sondern palliativ. Aber die Schmerzen waren behoben, er konnte sich mit einem Stützkorsett wieder annähernd normal be-

wegen und ging nach Hause. Neulich besuchte er uns auf der Station – er wirkte zufrieden und „wie neu geboren".

Kurativ oder palliativ, heilend oder lindernd, schmerzlindernd: Definitionen der verschiedenen Therapiekonzepte. Aufgrund von Beobachtungen weiß man, daß ab einer bestimmten Tumorgröße und besonders wenn Metastasen (Tochtergeschwülste) im Körper vorhanden sind, eine Heilung der Krankheit nicht mehr möglich ist. Wobei es immer wieder Fälle gibt, in denen eine Metastase behandelt wurde und danach nie mehr, zumindest über viele Jahre hinweg, weitere auftraten. Die Patienten konnten sich geheilt fühlen. Der Begriff palliativ ist also nicht zwingend eine „Verurteilung zur Krankheit". Für den Patienten persönlich spielt diese Einteilung letztlich keine Rolle, im Therapiealltag hilft sie jedoch. Manche Therapien schneiden in das Befinden eines Patienten extrem ein, können gar lebensbedrohlich werden. Kann die Therapie ein kuratives Ergebnis annehmen, werden dem Patienten größere Anstrengungen zugemutet, als wenn die therapeutischen Grenzen von vornherein gesetzt sind.

Allerdings klingt jedem Patienten das gewichtige Wort Strahlentherapie unheimlich im Ohr. Diese „Alles-oder-Nichts-Therapie", Konsequenz am Ende eines Diagnostikunternehmens, läßt den Atem stocken – aber fast alle Betroffenen greifen nach dem Strohhalm. Von nun an tickt die Zeituhr der Betroffenen lauter; wer nicht völlig verdrängt, kann sie kaum überhören.

11. MAI

Der Alltag überwältigt mich nicht mehr wie am Anfang. Ich kann besser mit den Erfordernissen und Erlebnissen umgehen. Ich lerne viel – kann aber das Leben hinter Krankenhausmauern nur als Teil meines Lebens, des Lebens, ansehen. Entweder bin ich nicht stark oder nicht masochistisch genug oder nur zu egoistisch; ich hoffe jedenfalls, daß diese Lehrzeit sich nicht wiederholt. Wüßte man nur vorher, was Entscheidungen manchmal nach sich ziehen; viele Erfahrungen würden nie gemacht. Freiwillig wäre ich nie hierher gekommen, wenn ich das zuvor geahnt hätte. Andererseits: Ich hätte einen Teil des Lebens ausgeklammert, der für viele Menschen, Kranke und Pfleger, Realität ist. Gut, daß ich mich darauf eingelassen habe. Nur fröhlicher werde ich damit nicht und meine Hoffnung bleibt, daß diese Arbeit begrenzt ist.

Ein halbes Jahr meiner Pflichtzeit in der Strahlentherapie ist um. Das Zeitrad dreht sich mit fataler Geschwindigkeit. Zuerst schien sich alles in Zeitlupe zu bewegen. In der Rückschau empfinde ich es dann doch als rasch abgelaufene Zeit. Ich bin bereits seit einigen Wochen auf der Frauenstation, Karin ist wieder gesund und arbeitet am Gerät, „am Einser".

Meine Arbeitsanforderungen haben sich geändert, zumindest teilweise. Die Station ist größer, außerdem ist es eine Frauenstation, es überwiegen Tumoren aus dem gynäkologischen Bereich.

Der soziale Hintergrund der Patientinnen ist meist ein anderer als bei den Männern. Die Halstumoren der Männer waren oft Folgen eines kaputten Lebenswandels – z. B. Herr Schorf mit seiner Halsfistel, Jahrgang '56, drogenabhängig in jeder Form (Tabletten, Alkohol, zwischendurch hatte er auch gefixt). Er starb an einem Zungenkarzinom – und an seiner sozialen Erkrankung. Die Therapie, uns alle, erlebte er nur als Zwang, aber gelegentlich auch als „Anwälte" seiner Bedürfnisse. (Irgendein Prozess lief gegen ihn – die Polizei kam mehrfach, wartete auf seine Gesundung – dagegen empfand er das Krankenhaus und die Krankheit als das kleinere Übel; mehr Energien hatte er nicht mehr).

Die Frauen wirken manchmal leidender – aber vielleicht auch, weil viele bereits älter sind und eine dadurch bedingte Einsamkeit hinzukommt. Die Männer überspielten das besser, man kam schwerer an sie heran, alles war oft oberflächlicher. Die Frauen können rascher ausdrücken, was ihnen Angst macht.

Hier ist das allgemeine Stationsklima problematischer. Unter den Schwestern gibt es zwei Parteien, die sich hart bekämpfen, jede versucht den Arzt für sich zu gewinnen. Insgesamt besteht allerdings weniger die Tendenz, im Gegensatz zur Männerstation, gemeinsam mit dem Arzt Lösungen zu finden. Die Schwestern sind teilweise ganz ausgelaugt, lustlos und scheinen zu denken, daß die Ärzte sowieso nur kurz bleiben (was ja stimmt). Also sollen sie sehen, wie sie allein klar kommen. Karin hatte nach ihrer Zeit auf der Frauenstation festgestellt, daß sie die Männerstation als Paradies empfand. Soweit kann ich nicht gehen. Die Männerstation war mein Einstieg in dieses Totenhaus, und ich habe den Schock noch nicht ganz überwunden.

Insofern geht es mir hier besser. Schon die Zimmer sind freundlicher, die meisten liegen auf der Sonnenseite. Auch sind die Patienten problemlos zu verstehen, sie können normal sprechen. Daß ich mit einigen Patienten wegen Erkrankungen im Kehlkopfbereich Verständigungsprobleme hatte, empfand ich auf der Männerstation als zusätzliche Belastung.
Andererseits sind einige der Schwestern nicht nur unkooperativ, sondern geradezu hinterhältig. Sie freuen sich, wenn der Doktor irgendetwas vergißt oder nicht klarkommt. Und da gibt es viele Möglichkeiten. Jeden Tag muß ich darum kämpfen, daß Schwester Helma mit mir zur Visite geht. Sie ist die Stationsschwester. Die Visiten sollen zeitig sein, da oft Anweisungen zu geben sind, die im Laufe des Tages erledigt werden müssen. Oder die Blutabnahmen, sie sollen frühmorgens erfolgen. Erstens sind die Patienten noch nüchtern und zweitens wertet das Labor später nur noch „Notfallanforderungen" aus. Morgens sind jedoch die zahllosen Besprechungen, an denen ich teilnehmen muß. Es ist nicht zu schaffen. Auf der Männerstation halfen die Schwestern immer bei der Blutabnahme, zumindest da, wo es ohne Schwierigkeiten möglich war. Hier muß ich nun morgens vor den Besprechungen kommen, also weit vor offiziellem Dienstbeginn, und Blut abnehmen — eine zusätzliche Belastung. Oder die Schwestern ignorieren Anordnungen, indem sie beispielsweise eine Patientin nicht ins Sitzbad bringen, obwohl ich dies angeordnet habe. Auf Rückfrage wird mir erklärt, das sei sowieso unnötig. Oder der Chef fragt bei der Visite, ob die Patientin Sitzbäder erhält. Ich bejahe, und die Patientin verneint dies, worauf die Schwester antwortet, das wäre im Trubel ganz vergessen worden. Daraufhin wird mir sofort der Ball zugespielt, denn der Chef „macht mich an", warum ich nicht besser aufpasse. Es kam aber auch schon vor, daß eine Schwester erklärte, ich hätte diese oder jene Anordnung gar nicht gegeben. Interessant, diese Spiele. Zwischendurch übe ich Beharrlichkeit in der Durchsetzung meiner Anordnungen, denn die Verantwortung (nicht nur dem Chef gegenüber) habe ich. Mir fällt das nicht leicht, da ich lieber im Team arbeite — jeder kennt seinen Part und arbeitet Hand in Hand. Wobei ich empfänglich für Ideen der Schwestern bin und von ihrer teilweise langjährigen praktischen Erfahrung profitieren konnte. Mir macht es andererseits nichts aus, einmal eine Patientin auf den Topf zu setzen, wenn ich gerade im Zimmer bin. Ähnliche Mitarbeit erwar-

te ich auch von Schwestern und Pflegern. Aber hier läuft alles sehr zäh. Auch würde der Chef nie die Schwestern für ihre „Schlampereien" verantwortlich machen – da stimmt dann diese seltsame Pyramide wieder. Der Assistenzarzt (Stationsarzt) ist für alles verantwortlich. Auch der Chef weiß genau, daß ihm die Schwestern „erhalten" bleiben. Die Ärzte wechseln, sie sind austauschbar, also kann man ihnen ohne mögliche Konsequenzen ans Schienbein treten.

Noch ein Beispiel: Auf dieser Station wird, wie überall, das Arzneibuch, die „Buchführung" über Opiate usw., von der Stationsschwester geführt. Seit einigen Monaten wurde die Buchführung unterlassen. Nun legt mir Schwester Helma das Buch zum Abzeichnen vor (die Schwester führt Buch und der verantwortliche Arzt sollte es kontrollieren). Ich weigere mich, da ich der Meinung bin, nicht feststellen zu können, ob diese Buchhaltung stimmt. Rückfrage beim Chef, denn er fordert diese Eintragungen plötzlich von der Station, führt an, daß es zu meinen Aufgaben gehört. Nach dem Gesetz müßte dies sogar monatlich erfolgen. Darauf erkläre ich, warum ich meine Unterschrift verweigere. Es gibt ein Theater. Er wird heftig und versucht, mich mit markigen Worten zu zwingen, „meiner Pflicht" nachzukommen. Ich lehne dies genauso massiv ab (wobei ich auch die rechtliche Seite antippe). Er wird total sauer, muß aber akzeptieren, daß er bei mir auf Granit beißt. Ich bin seit etwa zwei Monaten auf der Station, bisher wurde ich noch nie auf dieses Problem aufmerksam gemacht. Auch bei der vorherigen Station tauchte es nie auf – wer führte eigentlich da Buch? Es ist typisch, man lernt hier seine Aufgaben nur per Zufall – niemand, der eine vernünftige Einführung gibt. Taucht ein Problem auf, muß es gelöst werden. Löst man es zufällig richtig, wird kein Wort verloren. Wird das Problem falsch oder nicht nach Gutdünken des Chefs gelöst, so erfolgt die Rückmeldung meist relativ rasch, und damit hat man es gelernt. Oft wurden durch meine Rückfragen, oder auch mehr oder weniger zufällig, Fehler vermieden. Vielleicht frage ich aber manchmal nicht, weil ich meiner Sache sicher bin. Man kann Fragen nur stellen, wenn man eine Ahnung oder ein minimales Wissen hat und dadurch merkt, was man noch nicht kann. Daß die Patienten immer ein Recht auf richtige Behandlung haben, spielt keine Rolle, und mein Anspruch auf korrekte Ausbildung, wenigstens in technischer Hinsicht, schon gar nicht. Fragen werden vom Chef ungern vernommen – Pläne für diese oder

jene Vorgehensweise existieren nur teilweise. Ich habe mir ein dickes Buch über Behandlungsmethoden der Inneren Medizin gekauft, und daran halte ich mich. Enorm, welches Vertrauen die Patienten teilweise aufbringen; wenn die wüßten, auf welch schwachen Füßen die Therapie manchmal steht – bloß nicht weiter denken.
Wie immer viel Dienst, aber dies ist nichts Neues.
Mit Leo war ich vor drei Wochen – nach seiner Afghanistan-Fotoausstellung in Pauls Atelier – einige Tage am Gardasee. Diese Zeit kommt mir schon unendlich fern vor. Auch die Ausstellung selbst, ein tolles Wochenende, mit vielen interessierten Besuchern.
Aber mein Kampf vorher um eine Woche Urlaub – ähnlich wie bei Karin. Ich beneide die Lehrer, die wenigstens die Ferien fest gebucht haben. Hier werden Erwachsene wie Kinder behandelt (wobei zu sagen ist, daß ich meine Kinder so nicht behandelt sehen wollte). Manchmal krieg ich eine ungeheure Wut – und es nutzt gar nichts. Gewerkschaften, Tarifverträge – Pustekuchen. Wir Assistenzärzte sind in der Fachweiterbildung unmittelbar vom Chef abhängig und außerdem gibt es uns wie Sand am Meer.

16. Mai

Inzwischen ist es Frühling geworden. Das Rheintal beschert schon sommerliche Schwüle. Das Aufstehen fällt leichter. Die Betonbunker vor meinem Fenster sind grün verpackt – alles hat ein freundlicheres, ich finde sogar südlicheres Ansehen gewonnen. Biergärten und Hinterhofcafés haben ihre Türen geöffnet. – Aber ich finde weder Zeit noch Lust dafür. Mir fehlen Leo und die Freunde, der Schwung. Ich krieg den Alltag nicht aus dem Kopf, bin wie verstopft. Meine Phantasie und Kreativität sind eingefroren. Bücher? Ich versuche es mal wieder.
In Schleswig-Holstein hat es die CDU erwischt. Was Zeitungen und Nachrichten angeht, bin ich ganz schön aus der Welt.
Von Frau Mader und Frau Otto wäre zu berichten – ich vertage das, aber nichts ist vergessen.
Neulich hatte ich während eines abendlichen Gerätedienstes zwei makabre Erlebnisse – man wird hier mit verschiedenen Themen konfrontiert, keinesfalls nur mit der für die Menschen aktuellen Krise.

Da kam ein Patient zur Bestrahlung und ich mußte mit ihm wegen einer zusätzlich geplanten Chemotherapie sprechen. Na ja, ich fragte, wie es ihm so geht. Er antwortete wie aus der Pistole geschossen: „Wenn man den Krieg erlebt hat, in Monte Cassino dabei war, dann ist dies hier ein Klacks. Ich lebe noch, von meinen Kameraden sind damals fast alle umgekommen. Wir lagen vor einem Friedhof in Stellung, man hätte uns nur noch zuschütten brauchen. Ich sah, wie es dem Koch vor mir die Beine abriß, er spritzte richtig hoch dabei und brüllte dann, wir sollten seine Frau grüßen". Er selbst wurde verletzt, „wie Viehzeug", so berichtete er, auf einen Waggon geschmissen – mit Verwundeten konnte man bei dem Gemetzel nicht zimperlich sein. „Mir schlug während der Fahrt immer der blutige Gesichtslappen meines Nachbarn ins Gesicht, der war schließlich tot, als wir am Lazarett abgeladen wurden. Duplizität der Ereignisse. Am gleichen Abend kam ein anderer Patient, den ich ebenfalls nach seinem Befinden fragte (er hat ein Prostata-Ca, ist seit dem Krieg armamputiert) – er meinte: „Wissen sie, wenn man in Russland war, da kann einem so ein Krebs keine Angst einjagen . . ."
So ein Krankenhaus ist Ausdruck sowohl unserer persönlichen wie auch unserer gesellschaftlichen Standorte. Die individuellen und aktuellen Erkrankungen eines Menschen, auch seine Fähigkeit, damit umzugehen, stehen wohl immer im Zusammenhang mit seinem bisher gelebten Leben, seiner Biographie.

18. MAI

Zwei Bücher gelesen. Der Knoten ist gelöst. „Die Wand" von Marlen Haushofer. Fesselnd! Eine Frau, die durch makabre, nur angedeutete Umstände allein in einem Tal eingesperrt ist. Eine unsichtbare, gläserne Mauer trennt sie von der Welt. Es ist ein großes Tal, die Frau lebt in einer Jagdhütte, in der sie ursprünglich mit Freunden nur einige heitere Tage verbringen wollte. Nun ist sie auf sich gestellt, kein menschlicher Gesprächspartner, kein Freund. Der Hund, das treue Haustier, ist ihr verblieben. Eine Katze, die ihr zuläuft, eine verlassene Kuh auf einer Weide, die verschiedenen Tiere des Waldes, die später auch zur Nahrung werden. Die Frau, ein Stadtmensch, lernt sich einzurichten; ein Leben mit diesen neuen, eingeschränkten Möglich-

keiten aufzubauen. Ganz auf sich gestellt, aber – und da liegt eine Faszination der Geschichte – frei von Sorgen um die anderen, frei von Telefonaten, Belanglosigkeiten, Lebensblockaden. Alles dreht sich nur ums Überleben. Körper und Geist werden ausgelotet, unnütze Gedanken finden keinen Raum. Die Natur, die Wetterwenden, der Sternenhimmel, das Geschrei der Raben als Zeitmesser. Säen und Ernten. (Natürlich ist mir klar, daß das nur ein Teil meines Lebens sein könnte – die Philosophie, Gedankenspiele, Bücherraunen und Körperwärme – ich weiß, ich weiß.) Aber mich bedrücken manchmal diese täglichen Forderungen und Aufgaben, die ich kaum erfüllen kann. Das Plansoll, um Bestrahlungsgeräte zu füttern – wo ist die Zeit für die Belange der Mitmenschen, der Patienten? Meine Unfähigkeit, diese Trauer in Produktivität umzusetzen. – Da scheint so eine Mauer zu sein, hinter die ich flugs in die Tiefen des Lebens eintauche, wie verführerisch.
Ich habe gelesen. Es geht, ich hab es nicht verlernt, der Kopf kann sich konzentrieren. Ich konnte den Alltag vergessen, verschwand in einer anderen Welt, und es war gut – die Realität fängt mich ohnehin tagtäglich wieder ein.
Von Schwester Helma und Schwester Maria sollte ich berichten. Von Frau Ohm und von Frau Menka, Frau Birnbaum und Frau Frisch – jeder Name eine eigene Geschichte. Aber jetzt geht es nicht.

19. Mai

Erneut habe ich das Gefühl, daß über dieses Personalwohnheim eine Glasglocke gestülpt ist. Ein Hochhaus aus grauem Beton. Aus Sicherheitsgründen ist außer der eigenen Wohnung und der Eingangstür auch noch jede Flurtür verschlossen. Man kann zwar von der Eingangstür im Parterre aus angeklingelt werden, aber der Türöffner und die Gegensprechanlage funktionieren nicht. Die Flure sind mit olivgrünen Teppichböden ausgelegt, auch die einzelnen Wohnräume. Alles extrem schallgedämmt. Wenn ich, was selten ist, Besuch mitbringe, mit dem ich mich unterhalte, so senke ich automatisch meine Stimme, da ich sie als lautes Echo empfinde. Meine Zimmernachbarn lerne ich nur bei flüchtigen Begegnungen kennen, wenn mich jemand ans Telefon holt oder umgekehrt.

Den „Mittelpunkt" eines jeden Stockwerks bildet eine fensterlose, neonbeleuchtete Teeküche, die zwischen zwei Wohnfluren liegt. Dort gibt es einen großen Kühlschrank, der für jeden Bewohner ein abschließbares Fach bereithält. Außerdem gibt es einen Herd und ein Spülbecken. Alles aus klinisch reinem Edelstahl und graumeliertem Kunststoff.
Heute traf ich, nach knapp sieben Monaten, erstmalig einen tätigen Menschen in dieser Küche. Mein Nachbar vom Zimmer links von mir werkelte in einer dicken Rauchwolke. Alles stank nach Bratkartoffeln. Da ich meinen Wasserkessel für den obligaten abendlichen Kräutertee aufsetzen wollte, ergab sich ein angeregter Wortwechsel. In etwa so: „Gehts? Tut mir leid, dieser Mief, aber ich bin gleich fertig." Darauf ich: „Macht doch nichts, riecht wenigstens 'mal nach Zivilisation." – Darauf lachten wir beide. Mein Gegenüber fragte weiter, wo ich eigentlich arbeite, er habe mich noch nie im Krankenhaus getroffen. Dann, stöhnend, da hätte ich mir ja eine ganz schön perverse Arbeit ausgesucht. Und sonst – wie ich die Stadt fände. Er erzählte: daß seine Freundin in München lebt, für ihn sei dort vorläufig gar nicht an eine Arbeitsstelle zu denken. Daß ihm alles aufs Gemüt gehe, besonders die ewigen Dienste und die Cheflaunen – er wäre seit einem Monat „Chefassistent". Wir standen zehn Minuten und redeten, jeder fand auf „das Stichwort" seinen Einsatz. Dann war mein Tee fertig, seine Kartoffeln gerieten in Gefahr, zu erkalten. Jeder schlich zurück in sein Zimmer. Ein üppig kommunikativer Abend, dachte ich. Ich könnte ja bei ihm klopfen, wir könnten zusammen essen oder einfach reden, vielleicht gemeinsam in die Glotze sehen. Meine Schwester, die selbst länger als Krankenschwester gearbeitet und in einem ähnlichen „Kasten" gelebt hatte, meinte neulich, sie fände es bekloppt, daß ich noch niemanden aus dem Wohnheim kenne. Sie hätten früher oft die wildesten Flurfeste gefeiert. Aber ich merke, daß ich nicht mehr achtzehn bin. Klingt vielleicht komisch. Meine Studentenzeit, eine ganz bestimmte Form der Lehrzeit, ist vorbei. Zu anstrengend, denke ich, den ganzen Tag reden und reden, und von seinem Krankenhausalltag mag ich auch nichts wissen, er bestimmt nicht von meinem. Und nach einem Fest, fremde Leute für ein Fest ansprechen, danach ist mir überhaupt nicht zumute. Vielleicht schreibt er jetzt an seine Freundin, oder liest, wie ich, während dem Essen genüßlich die Post. Obwohl ich im Dienst auch die Privat-

post erhalte, hebe ich sie mir für den Abend auf. Freue mich zwischendurch darauf und steigere meine Spannung. Manche Briefe lese ich häufiger, selbst wenn ich sie bereits beantwortet habe.
Eigentlich verrückt – ich hocke eingeigelt in diesem Raum, der sich mein Zimmer schimpft. Kaum persönliche Bilder an den Wänden, da die Betonwand Nägel oder Reißzwecken nur unter erheblicher Gewaltanwendung zuläßt. Von allem nur das nötigste.
Kräutertee und Innenschau – am Tag hinter Krankenhausmauern – abends in meinem eigenen Gemäuer.
Ich ziehe jetzt die Schuhe an und gehe in die Stadt. Draußen ist ein türkisfarbener Abend und ich will unter die Leute, mal sehen, ob ich irgendwo eine Pizza esse. Entdeckte eine Pizzeria mit schnuckeligem Gärtchen. Im Freien gehockt und einen herrlichen Salat gegessen, dazu ein Glas Rotwein getrunken. Interessante Gesprächsfetzen von den Tischnachbarn erhascht. Ich fühle mich beschwingt und frei von allem.

6. Juni

Anfänglich hatte mein Tagebuch den Charakter eines Gärtopfes: die täglich eingebrachte Ernte, die Eindrücke des Tages wurden sortiert und Stück um Stück aufeinandergeschichtet. Inzwischen scheint der Topf gefüllt. Die Anspannungen des Tages kann ich anders abreagieren, ich bin nicht mehr in gleicher Weise überwältigt.
Habe ich mich an das Grauen gewöhnt? Verdränge ich es besser?
Gewöhnung spielt bestimmt eine Rolle. Andererseits bin ich medizinisch versierter geworden. Mein Handwerkszeug ist brauchbar und muß nicht täglich neu geschmiedet werden. Routine, das Ergebnis eines Lernprozesses, gibt mir eine gewisse Sicherheit. Auch kann ich anders mit den einzelnen Schicksalen umgehen, Distanz halten. Ich glaube nicht, daß ich abgestumpft bin, und manchmal fesselt mich das Erlebte wie am Anfang. Psychologisch betrachtet, registriere ich an mir ein normales Geschehen, den Verlauf eines Lernprozesses in einer fremden Umgebung.
Aber ich will berührbar bleiben, meine Routine kontrollieren. Zuviele Kollegen sind routinierte Zyniker geworden, haben eine Form des Abstands „gefunden", die ich nicht als Lösung akzeptieren kann.

Deshalb werde ich weiter meinen Alltag festhalten, mich zur Reflexion zwingen.

Am täglichen Ablauf hat sich wenig geändert. Noch immer morgens zuerst die Röntgenbesprechung, danach die Therapiebesprechung. Diese „schwänze" ich inzwischen manchmal, nämlich dann, wenn die Therapieplanung meine Patienten nicht betrifft. Auf der Station sind soviel Kleinigkeiten, die erledigt werden müssen.

Die Therapiegespräche nehmen manchmal fast den ganzen Vormittag ein und sind meist weder lehrreich noch für den täglichen Ablauf sinnvoll. Manchmal besteht die Besprechung aus einer Ein-Mann-Schau. Der Chef liest „unqualifizierte" oder in ihrem Anspruch „lächerliche" Briefe von fremden Kollegen vor. Wenn ein Patient in einer Uniklinik vorgestellt wurde, ist er besonders spitzfindig und erkennt meist einen Kritikpunkt, stets Beweise sammelnd, daß nur wir qualifizierte Therapie betreiben. Nicht selten hat er sogar Recht. Die Universitätskliniken können ausgesuchte Krankheitsfälle pflegen, die Behandlungsergebnisse lassen sich nicht immer auf eine Abteilung wie unsere übertragen. Und die Eitelkeit einzelner Forscher treibt manchmal exotische Blüten. Aber dieses Gehacke interessiert mich nicht und seine persönliche Eitelkeit trifft mich oft viel unmittelbarer. Ich wurde schon kritisiert. Meine häufige Abwesenheit fiel auf. Ich konnte aber eine teilweise Akzeptanz für meine Gründe (Stationsablauf usw.) erreichen. Außerdem bin ich über meine Patienten bestens im Bilde, der Chef findet bei mir nur noch selten ein Haar in der Suppe, um chefärztlichen Frustabbau zu betreiben. Die tägliche Röntgenbesprechung bringt die wirklichen Neuigkeiten, und da werden Therapiekonzepte genügend diskutiert. Ich bin weder Wissenschaftler noch Radio-Onkologe, ich bin zuerst Mensch und dann auch Humanmediziner in der Radio-Onkologie.

7. Juni

Heute starb Frau Schneider.
Frau Schneider war knapp 60 Jahre alt. Der Ehemann ist seit zwei Jahren Rentner. Ein harmonisches Paar, man spürte den Einklang.
Im März kam Frau Schneider nach einem gemütlichen Abend mit dem Ehemann und Freunden nach Hause. Bis dahin äußerlich ge-

sund und, nach Aussagen des Ehemannes, aktiv und immer wirbelig. Sie fühlte sich plötzlich schwindlig und erschöpft. Der Ehemann empfahl das Naheliegende: „Geh ins Bett und schlaf mal richtig aus". Am nächsten Tag fühlte sich Frau Schneider besser. Der Ehemann glaubte, alles wäre wieder normal, seine Frau kochte und versorgte den Haushalt. Nach dem Essen fühlte sie sich erneut schlecht, schwindlig und spürte leichte Kopfschmerzen. Sie legte sich ins Bett. Abends fühlte sie sich besser, redete aber zwischendurch ganz wirr. Dieser wechselhafte Zustand hielt mehrere Tage an. Am Freitag, also vor dem Wochenende, „packte" Herr Schneider seine Frau, wie er sich ausdrückte, um sie zum Arzt „zu schleifen". Der Arzt untersuchte sie und befand, daß sie unverzüglich in ein Krankenhaus zu bringen sei. Der Hausarzt vermutete einen Schlaganfall.

Im Krankenhaus lief die Diagnostikmühle an, deren Ergebnis Herrn und Frau Schneider die Gewißheit brachte, daß sie an einem Gehirntumor leidet; und daß dieser schnellstens zu entfernen sei. Bei der Operation, vom Ehepaar Schneider durchaus skeptisch, aber hoffnungsvoll angenommen, wurde ein ausgedehnter Gehirntumor entfernt. Die anschließende Gewebeuntersuchung des Tumors bestätigte ein Glioblastoma multiforme, einer der bösartigsten Gehirntumoren. Überlebensrate laut Statistik im Durchschnitt 52 Wochen, maximal zwei Jahre.

Die Chirurgen erzählten Frau und Herrn Schneider nach der „erfolgreichen" Operation, „die Geschwulst sei vollständig entfernt und die Sache damit behoben . . ." Zu einer „nur aus Sicherheitsgründen" anschließenden Nachbestrahlung wurde sie zu uns verlegt.

Bei der stationären Aufnahme wirkte sie leicht verlangsamt, aber klar und „zeitlich und örtlich gut orientiert", wie es so treffend heißt. Der Arm zeigte eine leichte Parese, auch das rechte Bein, aber die Sprache war exakt, die Pupillenreflexe unauffällig. In der anschließenden Aufklärung zur Bestrahlungstherapie, mußte ich die euphorischen Aussagen der Chirurgen etwas relativieren. Frau Schneider nahm es kommentarlos hin. Der Ehemann kam später nochmal allein zu mir und fragte nach. Registrierte, daß die Erkrankung lebensbedrohlich ist und keineswegs mit der Operation behoben war. Er wollte wissen, ob die Strahlenbelastung überhaupt sinnvoll sei, ob sich die möglichen Nebenwirkungen lohnten. Er hatte gut zugehört, auch zwischen den Zeilen. Entsprechend war er jetzt verunsichert und ängstlich.

Natürlich versuchte ich ihm Mut zu machen, (die für diesen Tumor bekannten „Verläufe" verschwieg ich ihm).

Nach zwei Bestrahlungen erlitt die Patientin, trotz Cortison, einen ausgedehnten Krampfanfall. Dieser wurde „nach den Regeln" behandelt. Man konnte aus dem Krampfanfall schließen, daß sich ein Hirnödem entwickelt hatte, denn daß der Tumor so rasch nachgewachsen war, schied als Ursache aus. Zu einer Hirnschwellung kann es durch Tumore, Blutungen, Entzündungen oder eben auch durch die Bestrahlung kommen. Das Gewebe schwillt an, und da das Hirn aufgrund der Schädelkalotte nicht ausweichen kann, kommt es zu einem massiven Druck auf die zentralen Schaltzonen, was zu einem Krampfanfall et cetera führen kann. Ein manchmal dramatisches Bild für alle Beteiligten. Man muß schnellstens diese Entladungen stoppen und spritzt akut Valium, anschließend Cortison (u. U. sehr hohe Dosen) sowie spezielle Medikamente zur Entwässerung.

Nach diesem Krampfanfall erlangte Frau Schneider ihr Bewußtsein nicht mehr vollständig. Sie wirkte apathisch. Die Wörter purzelten nur noch wirr aus ihr heraus, wobei die Patientin auf Ansprache reagierte, den Blick zu uns wendete. Sie versuchte manchmal auf Fragen zu antworten. Wir konnten ihre Worte nicht deuten. Inwieweit Frau Schneider diesen Zustand selbst registrierte, war nicht zu erfahren, sie wirkte äußerlich ruhig, ohne Panik.

Der liebevolle Ehemann besuchte seine Frau täglich, saß Stunden an ihrem Bett und streichelte ihre Hand. Er meinte zu spüren, daß ihr das gut tat.

Wir erhöhten das Cortison, nachdem wir bei einem Kontroll-CT feststellten, daß sich das Ödem nicht zurückgebildet hatte und doch ein erneutes Tumorwachstum angenommen werden mußte.

Irgendwann stellten wir die Bestrahlung ein, da sich der Zustand der Patientin rapide verschlechterte.

In den letzten beiden Wochen lag Frau Schneider nur noch tief atmend und ohne jede Reaktion im Bett. Die Lähmungen der rechten Körperseite hatten sich verstärkt, sie konnte nur noch über Infusionen ernährt werden. Die immer schlechter durchblutete Haut wurde dünner, die häufigen Umlagerungen nutzten wenig, es kam zum „Aufliegen", ein riesiges Geschwür im Gesäßbereich entstand.

Heute schlief Frau Schneider einfach ein. Wir hatten nicht mit einem so schnellen Tod gerechnet, eigentlich mit Entsetzen daran gedacht, der Familie irgendwann sagen zu müssen, daß nur ein Pflegeheim für die letzte Zeit in Frage kommt.

Der Ehemann und die Tochter der Patientin konnten nicht benachrichtigt werden, da sie sich gerade auf dem Weg ins Krankenhaus befanden. Sie waren überrascht und traurig, der Mann verzweifelt, weil er nicht mehr mit seiner Frau sprechen konnte. Als er seine Fassung wieder fand, wurden wir uns darüber einig, wie gut der rasche Tod für seine Frau war und wie wichtig es war, daß er sich intensiv um sie gekümmert hatte. Es war ein sehr offenes Gespräch.

Wir hatten intern besprochen, daß beim Tod der Patientin in jedem Fall eine Obduktion anzustreben wäre. Sie darf jedoch nur mit dem Einverständnis der Familie oder des Partners erfolgen. Ich fragte Herrn Schneider, ob er mit einer Obduktion einverstanden sei. Er willigte nach kurzer Überlegung ein und meinte, es sei sicher für andere Patienten wichtig, daß wir genau feststellen, warum sie so rasch verstorben ist. Über das Obduktionsergebnis wollte er jedoch informiert werden.

Es ist stets eine Überwindung, um eine Obduktion zu bitten, besonders so unmittelbar nach dem Tod. In anderen Ländern ist das Problem besser geregelt. Dort darf jeder Verstorbene seziert werden, außer es liegt seiner oder der Widerspruch der Angehörigen vor. Manche Hinterbliebene können in einem Zustand, da sie den Körper eines Toten noch ungetrennt von der lebendigen Persönlichkeit des Verstorbenen empfinden, zu dieser Frage keine Stellung nehmen oder begreifen die Obduktion als Körperverletzung. Sicher kann aus den wenigsten Sektionen eine umfassende wissenschaftliche Erkenntnis gewonnen werden. Ich habe aber schon häufiger erlebt, daß Therapien dadurch neu überdacht werden. Das „klinische Auge" wird aufmerksamer. Nur was wir wissen, erkennen wir; das ist bei den Erscheinungsformen von Krankheiten nicht anders als beim Betrachten von abstrakten Gemälden.

13. JUNI

Das Krankenhaus, meine Erlebnisse in der Strahlentherapie werden alltäglich. Es fesselt mich nicht mehr in der gleichen Form wie bisher. Aber mein Zustand wechselt.

Ein weiteres hat die Tage schleichend verändert: der Sommer, sein Licht, die Wärme. Und eine neue Stationssituation brachte zusätzlichen Wechsel. War ich auf der Männerstation zum völligen Einzelkämpfertum verdammt, so habe ich auf der Riesenstation der Frauen einen, seit Anfang Juni zwei Partner bekommen. Wolf Riemer und Bruno, ein Student im Praktischen Jahr. Die tägliche Arbeitssituation änderte sich damit erheblich, zunächst nicht nur positiv. Riemer ist ein typischer Diagnostiker, stationsmäßig nicht nur völlig unbeleckt (dies waren wir anfänglich alle), sondern überdies uninteressiert, manchmal naiv. Die ohnehin schwierigen Schwestern haben kein Vertrauen zu ihm. Ich werde mit seinen „Problemen" und mit denen, die sich durch ihn ergeben konfrontiert, ob ich will oder nicht. Riemer hatte anfänglich keine eigenen Patienten bzw. wir teilten die Arbeit aus der Situation heraus auf, zumindest versuchten wir das. Er fühlte sich dadurch jedoch überhaupt nicht verantwortlich. Nach einer entsprechenden Aussprache und Vorhaltungen meinerseits, schlug er vor, die Zimmer aufzuteilen, um von mir unabhängig zu werden, ein eigenes Gefühl für die Dinge zu bekommen. Die Idee fand ich gut.

Aber auch jetzt kümmert er sich kaum, weiß, daß ich notfalls als Fallnetz da bin. Zum Beispiel überläßt er mir die Kontrolle der Laborwerte, die leider erst am Spätnachmittag vorliegen und geht einfach pünktlich. So bleiben die Werte liegen. Die Schwestern halten mir die Laborzettel unter die Nase und da es danach oft zu Änderungen bei der einzelnen Therapie kommen muß, kann ich schlecht sagen, seine Patienten interessieren mich nicht, ich kümmere mich nur um meine. Als ich endlich, nach längerem Frust, ganz deutlich und scharf erklärte, ich sei nicht seine Sekretärin und er müsse gefälligst die ganze Verantwortung für seine Patienten übernehmen, meinte er trocken, aber nicht böse, ich solle mich doch freuen, daß ich alles allein im Griff hätte. Das ärgerte mich ganz schön, denn den Ehrgeiz besitze ich wirklich nicht, mehr zu arbeiten, insbesondere für Kollegen, um dann „allein alles im Griff" zu haben. Mir reicht es so auch und ich bin froh, wenn ich den Überblick behalte.

Noch schlimmer finde ich, daß er kaum Kontakt zu seinen Patienten sucht, so daß wichtige Gespräche an mir hängen bleiben, ohne daß ich etwas ändern kann. Schließlich kann ich Patienten, die mit mir sprechen wollen, nicht an Dr. Riemer verweisen. Mist. Die Patienten begegnen sich natürlich (im Warteraum der Bestrahlung, im Bad oder einfach auf dem Stationsflur) und tauschen ihre Erlebnisse aus. Es wird dabei auch über Ärzte und Schwestern gesprochen, und da gibt es dann öfters den Wunsch, daß Patientinnen von mir betreut werden wollen, dies auch direkt mir oder den Schwestern sagen.

Dabei ist der Riemer nicht unsympathisch, man kann über tausend Sachen mit ihm quatschen, besonders über seine Freizeitaktivitäten (er fliegt, geht gern ins Kino und, und, und . . .). Er meint, er hätte sich die Strahlentherapie nicht ausgesucht, ändern könne er sowieso nichts, also . . . Mich hält er für arbeitswütig und wohl für jemanden, der völlig in der Arbeit aufgeht, sonst keine Interessen hat. Schon komisch.

Anders Bruno. Er ist umsichtig, sensibel, arbeitet kontinuierlich, denkt mit, legt Infusionen, ohne groß zu fragen. Wenn wir bei der Visite ein Konzept festgelegt haben, dann schreitet er ohne weiteres zur Tat. – Übrigens führen wir bei allen Patienten, auch bei denen in Riemers Zimmern, die Visite weiterhin gemeinsam durch. Denn als wir dem Chef von der Zimmeraufteilung erzählten (bei der Chefvisite war es unvermeidlich), stellte er sich zunächst dagegen und verlangte, daß wir mindestens über die gegenseitigen Patienten vollständig informiert sind. – Die Patienten freuen sich. Bruno besucht, so wie ich, am Nachmittag oft einzelne Patienten, bei denen er merkte, daß sie bei der Visite ein Anliegen hatten, das wir aus Zeitmangel nicht aufnehmen konnten. Mit ihm macht die Arbeit Spaß – da klappt die Teamarbeit, so wie ich sie mir vorstelle.

Bruno ist 27 Jahre alt. Seine Freundin lebt da, wo er studiert und bis zum Praktischen Jahr gelebt hat. Hier sind die Verhältnisse nicht wie in Berlin, wo alle Lehrkrankenhäuser am Studienort sind (von Spandau bis Kreuzberg). Hier müssen die Studenten einen Ortswechsel meist in Kauf nehmen. Dies neuerdings nicht nur für ein Jahr. Nach den neuesten Richtlinien ist die Ausbildung zum Arzt nach dem Praktischen Jahr nicht fertig. Der „Arzt" hat nun noch eine sogenannte „Arzt im Praktikum"-Zeit (ein Jahr) zu absolvieren. Arbeit ohne Approbation, aber mit völliger Arbeitsauslastung und natürlich nur mit halbem Gehalt. Wobei insgesamt noch ungeklärt ist, ob diese „Arzt im Praktikum"-Stellen überhaupt in ausreichendem Maß zur Verfügung stehen. Das ist so eine Politikerlösung, die reichlich chaotisch erscheint.

Bruno ist ein Mensch, den ich über die Arbeit schätzen lernte und inzwischen richtig mag, als Freund empfinde. Er tut mir gut. Der erste Mensch in Schaumburg, der nicht sagt, daß ich „verrückt" sei, weil ich mich so intensiv um die Patienten kümmere und deshalb manchmal durchhänge. Der andererseits kapiert hat, was diese Arbeit für die Patienten bedeutet. Er schaut auch nicht auf die Uhr, würde sich nicht abseilen und klammheimlich die Station verlassen, wie es Riemer mehrfach praktizierte. Man bewältigt die Arbeit zusammen, reflektiert gemeinsam darüber und freut sich, wenn man kleine Erfolge erzielt.
Ich bin dadurch ganz gut entlastet. Bruno meint andererseits, er lerne von mir eine Menge, ich hätte einige seiner Ängste vor der Praxis abgebaut.
Manchmal gehen wir nach einem langen Arbeitstag noch auf ein Bier aus; es tut gut, und ich falle nicht in die Untiefen des Personalwohnheims.
Er fährt ein vierzylindriges Motorrad, ich bin öfters mitgefahren. So habe ich etwas von der Gegend kennengelernt. Bestimmt ist er auch ein Grund, daß mir der Alltag leichter wird und ich abends gelassener in meine Bude zurückkehre.
Morgen treffe ich mich mit alten Freunden, die hier in der Nähe leben und mich endlich einmal sehen und mit mir essen wollen – wozu sich bisher noch keine Gelegenheit bot. Schaumburg hat mehr Kneipen und Hinterhof- bzw. Gartenlauben als München und nach Berlin die höchste Kneipendichte (weiß ich natürlich vom Riemer). – Eine Gefahr für mich? Längst nicht mehr. Aber ich beginne Schaumburg manchmal auch zu genießen. Ein Jahr hier ist ein Lebensjahr, und die Tode, die ich gesehen habe, zwingen zum Leben (so sage ich mir – und merke, daß ich mich ein wenig rechtfertige, warum will, warum muß ich mich rechtfertigen?) Prometheus wird Ikarus – Bruchlandungen riskierend – Leben heißt jetzt leben, nicht vielleicht irgendwann oder in einem Jahr.

14. JUNI

Im Gegensatz zur Männerstation, so habe ich den Eindruck, verlassen mehr Patientinnen die Klinik in besserem Zustand. Sie kehren allerdings häufig zur Behandlung zurück, mit der Chance, das Krankenhaus erneut ohne akute Symptome zu verlassen. Die Therapie bringt partielle Erfolge. Sie wirkt nicht nur lebensverlängernd, sondern zeitigt einen deutlichen Rückgang der subjektiven Beschwerden, so daß die Nebenwirkungen einer Therapie von vielen Frauen bewußt und manchmal geradezu euphorisch ertragen werden. Speziell die Mamma-Karzinome sind für mich bemerkenswert. Da gibt es Patientinnen, die immer wieder Metastasen, oft an den seltsamsten Körperstellen (z.B. hinterm Ohr, an der kleinen Zehe, tragischerweise manchmal auch hinterm Auge) entwickeln. Man bestrahlt nur, wenn es nötig ist (bei Schmerzen oder Bedrohung von Nachbarorganen). Die Patientinnen können mit Grund hoffen, das Krankenhaus immer wieder, zumindest subjektiv gesund zu verlassen. Irgendwann kommt dann meist eine Phase, in der sich die Metastasen häufen. Der therapiefreie Raum wird enger und die Stimmung kippt leicht um. Die Frauen werden depressiv und benötigen eine sehr behutsame Betreuung und Ermutigung.

Nicht wenige Patientinnen suchen wegen der Metastasen den Arzt auf. Der eigentliche Tumor verursacht keine Beschwerden. Sie leiden beispielsweise unter Rückenschmerzen. Bei den Untersuchungen finden sich Knochenmetastasen, bei kaum nachweisbarem, winzigem Mammatumor. Andere Patientinnen, wie Frau Birnbaum, eine erst 42jährige vitale Frau, kommen mit einem riesigen Tumor in der Brust, fühlen sich ansonsten aber fit – keine Schmerzen, kein Gewichtsverlust, keine Fernmetastasen. Bei Frau Birnbaum war der Tumor faustgroß und als riesiges Geschwür nach außen durch die Haut gebrochen, verbacken mit voluminösen, knolligen Achsellymphknoten. Und wir fanden keine weiteren Metastasen! Die Patientin hatte den Tumor selbst seit einigen Jahren beobachtet und „aus Angst" keinen Arzt aufgesucht. Jetzt, so meinte sie, sei sie richtig erleichtert, daß der Tumor, der zuletzt blutete und übel roch, sie in die Behandlung gezwungen habe. Die Gynäkologen und Chirurgen lehnten eine Operation aufgrund der fortgeschrittenen Größe des Tumors ab und stellten uns die Patientin vor. Wir sollten klären, ob wir therapieren wollen. Frau Birnbaum hatte keine andere Wahl. Wir klärten sie über alle Risiken und insbesondere über den zu erwartenden fraglichen Therapieerfolg auf. Sie willigte ein und entwickelte unglaubliche Energien. Wir führten ein spezielles Bestrahlungsschema durch, mit maximalen Bestrahlungsdosen und ergänzten, wie üblich, mit Chemotherapie-Zyklen (CMF-Schema, eine Kombination verschiedener Zytostatika). Ihre einst kräftige rechte Mamma ist nur noch eine rote, leicht höckrige Narbe, im Zentrum ein winziges Loch, Überbleibsel der kraterartigen Geschwulst. Gemessen am Befund ein Wunder. Frau Birnbaum hat bisher alles bestens toleriert und ist begeistert von der Strahlentherapie. Wobei sie massiv ihre Meinung kund tut, daß die Patienten ihren eigenen Willen mobilisieren müssen, „ohne die eigene Anstrengung ist die Therapie umsonst."

Es ist immer wieder verblüffend, wie unterschiedlich die Therapie wirkt, wie verschieden sie angenommen und die Nebenwirkungen verkraftet werden. Man muß kein Psychiater sein, um hier psychosomatische Zusammenhänge zu sehen. Die Logik daraus wäre für mich, daß psychosomatische Therapien ergänzend eingesetzt werden müssen, um damit vielleicht auch die Patientinnen zu erreichen, die verzagt sind und die Therapie nicht so gut akzeptieren. – Zumal sich alle über Frau Birnbaums Erfolge freuen und sogar in der Therapiebesprechung betont wird, daß ihre eigenen Energien entscheidend zum Therapieerfolg beitrugen. – Ein schizophrener Laden, diese Klinik.

15. JUNI

Seit heute läuft jeden Mittwoch eine Fortbildung über die „Grundlagen der Strahlenphysik" (fünf Doppelstunden sind geplant). Richtig spannend und nicht einfach. Die physikalischen Zusammenhänge der Bestrahlungsmaschinerie klammere ich meist aus, ähnlich wie beim Autofahren die Technik; Hauptsache, das Ding „läuft". Andererseits ist es hier nicht ganz so, denn Strahlenschutz und die gezielte Bestrahlung eines Tumors kann ich nur betreiben, wenn mir die Technik und die Wirkung der verschiedenen Strahlen einigermaßen klar sind. Endlich einmal eine Fortbildung, die Gutes verspricht, ich freue mich darauf. Seit Januar findet bereits jeden Montag eine andere Fortbildung statt. Da werden die verschiedenen Tumoren und die Therapien derselben behandelt. Das heißt, jeder von uns bekommt im Wechsel ein Thema, zu dem er referieren muß. Eigentlich eine effektive Fortbildungsmethode und die einzelnen Themen sind auch für unseren Alltag wichtig. Nur die Durchführung dieser Bildungsveranstaltung

ist ganz nach Art des Hauses. Der Termin wurde auf 18 Uhr am Montag angesetzt, obwohl das offizielle Arbeitsende um 16.15 Uhr ist. Alle Assistenten müssen selbstverständlich daran teilnehmen. In der Regel hocken wir dann, zusammen mit einem der Oberärzte, bis gegen 19 Uhr herum. Wir werden ärgerlich und immer überdrehter, die ganze Konzentration geht flöten. Zoffke will nämlich stets dabei sein, wohl um zu sehen, wie unser Wissensstand ist. Er „findet" aber wirklich jedes Mal einen Grund, zu spät zu kommen. Ohne ihn dürfen wir mit der Fortbildung, also den Referaten, nicht beginnen. Eine Unverschämtheit, wir sitzen, ziemlich ausgelaugt von einem langen Arbeitstag (manche zusätzlich nach einem anstrengenden Wochenenddienst) und vertrödeln unsere knappe Zeit. Neulich ergriff der Oberarzt die Initiative und schickte uns nach Hause, er selbst ging auch. Die Oberärzte werden vom Chef ähnlich ruppig und rücksichtslos behandelt wie wir. – So „unterderhand" bekommt man von ihnen oft Beistand, allerdings vorsichtig, „Risiken" nimmt keiner auf sich. – Summa summarum eher eine als lästig empfundene Zwangsveranstaltung als eine willkommene Chance zur Weiterbildung.
Die Physikfortbildung wird allein von Physikern veranstaltet. Der Kurs ist nicht nur für uns, es nehmen auch Kollegen aus anderen Häusern daran teil. Dauer von 16 bis 18 Uhr.
Physiker habe ich bisher ohnehin als die Kollegen „mit Gemüt" erlebt. Auch im Umgang mit den Patienten (bei den Bestrahlungen sind ja immer Physiker zugegen). Ist schon seltsam – vielleicht relativiert sich auch nur mein eigenes Vorurteil – die Humanmediziner agieren als die kühlen Strategen und sind nicht selten Menschenverächter, die Techniker und scheinbar kühlen Quantenforscher zeigen sich als sensible und gelassene Menschenfreunde. Meine Lernerfolge und positiven Eindrücke am Gerät verdanke ich jedenfalls den Physikern und einigen MTR.
Da fällt mir ein, schon der äußere Rahmen ist bei den Physikern und uns Ärzten völlig verschieden. Die Physiker gehen in Zivil, wirken wie „Menschen von der Straße", benötigen keine Verkleidung. Bei uns ist alles auf Außenwirkung gerichtet. Die Medizin lebt, trotz aller Meßwerte und vergleichenden Studien, tatsächlich in weiten Teilen vom Bluff. Früher entwickelten die Medizinmänner ihren Zauber, bei dem die sichtbaren Requisiten den Therapieerfolg ganz entscheidend beeinflußten. Hier sind die weiße Kleidung, das Stethoskop, der

gewichtige Reflexhammer sowie die „Röntgenplakette", gut sichtbar getragen, die Zeichen des „Heilers".

Bleibt die Frage: Wollen wir uns wirklich nicht in die Karten sehen lassen? Oder fordern die Patienten das ganze Drumherum, flößen die Insignien Vertrauen ein, Garanten unserer Macht, Krankheiten zu bezwingen? Sicher bin ich mir nicht, was da zuerst war. Und wie ich selbst erfahren konnte, tolerieren nicht alle Patienten einen partnerschaftlichen Umgang. Manche sehen dies als Schwäche des Arztes an, werden unsicher und richten sich dann an der Haltung des Macht verströmenden Chefarztes wieder auf.

Vielleicht können die Physiker so natürlich sein, weil die Patienten an sie keine direkten Forderungen richten. Sie kommen gar nicht in die Verlegenheit, Theater spielen zu müssen. Schon die Aufklärung eines Patienten fordert Kräfte und verleitet zu Scheingefechten. Aber da bin ich wieder am Anfang meines eigenen Gedankenspiels: wir Ärzte wissen zu wenig über das eigene, geschweige denn über das fremde Seelenleben. Wir sind täglich im Umgang mit unseren Patienten überfordert. Wir müssen lernen und anerkennen, daß ein und dieselbe Krankheit verschiedene Ursachen haben kann, und daß das Leben von der Geburt bis zum Tod in verschiedenen Phasen verläuft. Wenn ich akzeptiere, daß nicht alles reparierbar und technisch machbar ist, die Therapie als umfassend und nicht zwangsläufig die Krankheit heilend begreife und so auch anbiete, mich nicht nur an Laborwerten und einzelnen „Ködern" festbeiße, dann gewinne ich eine fundierte Sicherheit. Diese Sicherheit überträgt sich bestimmt auf die Patienten und dann kann ich auf Statussymbole und ähnlichen Zauber verzichten. Mein Umgang mit den Patienten wird ehrlicher.

Mir ist klar, daß ich mit diesen bruchstückhaften Ideen wieder auf dem weiten Feld der Gesellschaft lande (und der Medizinmann lebte bzw. lebt in anderen Gesellschaften, so daß ich nicht mal sagen könnte, es läge nur an der sogenannten modernen oder zivilisierten Gesellschaft). Ich drehe mich im Kreis, Schluß für heute.

21. Juni

Der Stationsclinch hält an. Heute hat er mich wieder ganz schön genervt. Daß man, bei all den wirklichen Problemen, sich auch noch mit diesen Sandkastenspielen auseinandersetzen muß! Irgendwie läuft der ganze Quatsch meist auf mich zu. Schwester Maria beschwerte sich heftigst über Schwester Helma, die Stationsschwester. Sie sei nicht mehr in der Lage, ihre Aufgaben zu erfüllen. Nach massiven Anschuldigungen meinte sie, ich wäre die Stationsärztin, und sie würde erwarten, daß ich mich darum kümmere, es gehe schließlich auch um die Patienten. Das irrwitzige daran ist, daß ich selbst weiß, daß Schwester Helma unzuverlässig ist. Sie vergißt bei den Visiten wirklich alles und wir versuchen inzwischen immer, eine andere Schwester mitzunehmen. Dann tut sie aber beleidigt, denn als Stationsschwester ist es ihr „Privileg", die Arztvisiten zu begleiten. Andererseits kann ich die Helma inzwischen verstehen. Es fehlt hier an allem. Die Zimmer sind ständig überfüllt. Zum Beispiel wurde Frau Birnbaum, die Patientin mit dem übel aussehenden und riechenden Mamma-Karzinom, fast zwei Wochen lang als fünfte in ein Vierbettzimmer eingeschoben. Damit lag sie wie auf dem Präsentierteller, ohne die Möglichkeit, z.B. eim Verbandwechsel, die geringste Intimität zu wahren. Es gibt noch andere Fälle. Die Patientinnen mit den übelriechenden Unterleibstumoren zum Beispiel. Die Schwestern sind bei der Körperpflege extrem gefordert, feilschen darum, wer in dieses oder jenes Zimmer gehen muß. Und Schwester Helma ist hier seit Jahren tätig. Wie ich manchmal heraushöre, hat sie auch erhebliche private Probleme und scheint, um das alles ertragen zu können, Beruhigungsmittel zu nehmen. Schwester Maria andererseits ist einige Jahre jünger und noch relativ frisch auf der Station, ihr schaut der Ehrgeiz aus allen Poren. Sie besitzt ein gutes medizinisches Basiswissen. (Sie ist die „Anführerin" der Schwesterngruppe, die ständig durchblicken läßt, die Ärzte sollten allein sehen wie sie klar kommen. Als Mitarbeiterin der Ärzte hat sie sich noch nie betrachtet. Eher als ihr Kontrolleur oder Konkurrent.) Ich bin sicher, daß sie liebend gern zur Stationsschwester befördert werden würde. Deshalb passen ihr Schwester Helmas Probleme ganz gut ins Konzept. Für mich ist die Geschichte nur eine zusätzliche Belastung. Denn die Grundprobleme der Station kann ich nicht lösen. Ich kann weder Personal herzau-

bern noch die Bettenpolitik ändern, geschweige denn die Räume umbauen, damit Arbeitswege sinnvoller werden und so das Personal entlasten.
Wir Ärzte sitzen selbst zu viert, Riemann, Bruno, ein Gynäkologe und ich, in einem Verschlag mit zwei Schreibtischen und drei Stühlen. Wie damals auf der Männerstation, wo die Strahlentherapie sich in die Räume der Urologie teilte, so haben hier die Gynäkologen zwei Zimmer auf unserer Station. An der Wand, zwischen zwei Medikamentenschränken, steht ein gynäkologischer Untersuchungsstuhl. Auf ihm untersuchen wir wechselweise Patientinnen, bzw. führen die bei Unterleibsbestrahlungen häufig erforderlichen Spülungen durch. Man bittet dann jeweils die Kollegen, den Raum zu verlassen, damit den Patientinnen eine gewisse Intimsphäre bewahrt bleibt. Eine angemessene Arbeitssituation bietet der Raum nicht. Immerhin ist Riemer starker Raucher, die zerfallenden Tumore stinken oft bestialisch und die Spülungsmittel riechen ebenfalls unangenehm. Ganz zu schweigen davon, daß ein richtiges Untersuchungszimmer fehlt, es gibt ja auch noch andere Untersuchungen und viele Gespräche, die eine vertrauliche Atmosphäre erfordern. Die Lage ist rundum unerfreulich. (Bruno meinte, zuallererst wäre ein Personalpsychiater erforderlich, um diese Probleme zu lösen.) Jedenfalls werde ich nicht mit dem Chef sprechen, denn es bringt nichts, und hinterher bin ich dann wieder der Prellbock. Gerade Schwester Maria ist eine perfekte Intrigantin, die hier schon einige Fußangeln legte. Wenn die Schwestern sich wenigstens einigen könnten, statt sich, zusätzlich zu allen übrigen Problemen, noch zu bekriegen, dann wäre manches leichter. – Nein, ich mag nicht. Ich werde mich darum nicht kümmern. Es reicht mir, täglich damit umgehen zu müssen.
Von Frau Frisch will ich schreiben. Eine Patientin, die mir viel näher ist als diese ganze Mitarbeitermischpoche.
Frau Frisch ist 72 Jahre alt, die schulterlangen Haare schwarz gefärbt, sportliche Figur, drahtige Bewegungen; Alter – für sie ein Fremdwort. Frau Frisch leidet an einem Anal-Ca. Äußerlich nichts zu sehen, aber innen gut zu tasten, bis hoch in das Rectum gewachsen. Blut im Stuhl waren die ersten Anzeichen gewesen, keine Schmerzen. Nur keine Operation, kein falscher Darmausgang – dies waren ihre primären Ängste. Bestrahlung, na ja, aber „Chemo" – sie sagte nie Chemotherapie. Die „Chemo", ein schlagkräftiges Wort,

der Totalangriff auf Leib und Leben sozusagen. Die Vorstellung, daß man durch so eine Therapie seine Haare verlieren kann, ist beeindruckend. Ich kann es verstehen, denn da spürt ein Patient etwas von den Kräften, aber auch von der Bedrohung einer solchen Therapie. Fast vergißt er die Bedrohung der Krankheit, zumal wenn sie so versteckt in seinem Körper wütet. Die Voruntersuchungen, das „Staging" sind abgeschlossen. Dann eine kombinierte Therapie, bestehend aus Radiatio und Chemotherapie, nach dem Erlanger Schema. Der neueste Therapieknüller und mit den bisher besten Erfolgen beim Analkarzinom, so die Literatur. In der ersten und fünften Bestrahlungswoche zusätzlich 5-Fluoruracil, Methotrexat und Rescuvolin über vier Tage jeweils als Dauertropf, dazu täglich zwei Gray Bestrahlung bis zu einer Gesamtdosis von 50 Gray – nur bei Verträglichkeit, denn die ist stets individuell. Das Alter, der Allgemeinzustand, sicher auch die Psyche bedingen die Verträglichkeit.

Frau Frisch steckt alles mit Humor weg. Wir verstehen uns gut, sie nimmt an, wenn man bemüht ist. In der ersten Chemotherapiewoche lenkte ich sie ab. Immer wenn ich den Tropf anhängte oder die erforderlichen Substanzen spritzte (nur ein Teil der Medikamente läuft als Dauerinfusion) erzählten wir uns etwas. Ich fragte nach ihren Interessen, sie schwärmte von ihrem Garten. Frau Frisch war nie verheiratet hatte einen guten Beruf, der ihr wohl viel geben konnte (sie war Sekretärin in einem Amt für Öffentlichkeitsarbeit – ich kann mir da „die Frisch" richtig vorstellen). Jetzt pflegt sie ihren Garten mit allerlei Blumen und Gemüse (sie betont das mit ihrem wohligen Dialekt – sie kommt aus der Slowakei, „dem alten Österreich", aus dem Grenzgebiet). Auf meine Bitten bekomme ich Gartentips: 1. Chemotag, das Frisch'sche Kartoffelziehverfahren; 2. Chemotag, das Frisch'sche Blattlausvertilgungsverfahren, 3. Chemotag, das Frisch'sche Schneckenmordverfahren. Wir vergessen ganz den eigentlichen Anlaß unserer Kommunikation, sie als Patientin im Bett und ich die Doktorin bei der Arbeit – so gefällt es mir.

Mein Gott, die Hüllen, die wir so oft benutzen, die wir meinen zu brauchen, die Krankenkurven, an denen wir uns festhalten.

Die fünfte Woche war leider nicht ganz so entspannt. Ich hatte wahnsinnig viel zu tun, mußte die Therapiezeit an ihrem Bett etwas nüchterner gestalten. Schade! Frau Frisch hat es mir nicht verübelt, aber irgendwann ausgesprochen, und ich selbst hab es auch empfunden und bedauert. Dann kamen die schlechteren Zeiten für sie, der Haarverlust als direkt sichtbarer Ausdruck der Therapie. Die Kombination aus Bestrahlung und chemischer Zytostase, schädigt auch massiv das gesunde Gewebe. Dann ein Abfall der Leukocyten – einige Tage mußten wir sogar die Bestrahlung aussetzen. Frau Frischs Analbereich und Leistenregion quollen auf, die Haut platzte, alles war schrecklich entzündet. Es ging ihr schlecht, sie kämpfte mit Appetitmangel und Übelkeit. Patienten reagieren oft mit totaler Appetitlosigkeit auf die Bestrahlung oder Chemotherapie, manche entwickeln eine Geruchsüberempfindlichkeit, z.B. gegen Fleisch – an sich kein Schaden, oft können die Patienten jedoch gar nichts mehr essen, und der Körper braucht doch doppelt so viel Kraft.

Frau Frisch hat es geschafft. Der Tumor bildete sich deutlich zurück, wie mein Oberarzt sonografisch feststellte (ob er völlig beseitigt ist, läßt sich so unmittelbar nach der Therapie noch nicht sagen). Metastasen hatten wir beim „Staging" nicht entdeckt – vielleicht gibt es keine. Eine der wenigen Patienten, die psychisch ungebrochen und mit guten Chancen die Station verlassen wird.

22. JUNI

Bin ganz zufrieden, sandte heute ein Bewerbungsschreiben für eine Diagnostikstelle ab. Mir ist klar, daß ich hier nicht länger als für meine Fachweiterbildung erforderlich arbeiten will.
Mit Leo wälzte ich dieses Problem schon länger. Auch für ihn ist die Trennung ziemlich unerträglich. Andererseits ist klar, daß ich ohne den Facharztabschluß in Ringsdorf keine Stelle mehr bekomme. Und mir fehlen noch eineinhalb Jahre Diagnostik. Darauf zu hoffen, daß ich hier in die Diagnostik wechseln kann, ist utopisch, denn da wollen alle hin und es sind noch einige Kandidaten vor mir. Karin meinte schon, wenn es mit der Diagnostik nicht klappt, dann wird sie schwanger – die beste Gelegenheit für eine Röntgenärztin, denn in der Radiologie kann eine schwangere Ärztin aus Strahlenschutzgründen ja kaum mehr tätig sein. Schwanger will ich allerdings nicht werden und überhaupt, ich will jetzt den Facharzt ohne weitere Verzögerungen abschließen. In Ringsdorf habe ich vier Jahre gearbeitet, obwohl für den Facharzt nur zwei Jahre angerechnet werden. Das rich-

tet sich jeweils nach der „Ausbildungszulassung" des Chefs, und die ist abhängig von den Ausbildungsmöglichkeiten, den eingesetzten Geräten und den Untersuchungszahlen der Abteilung.

Auf den 1. November habe ich mich für eine Stelle in der diagnostischen Radiologie beworben, mit dem Wunsch, am Computertomographen arbeiten zu können – dieser Bereich fehlt mir noch völlig. Mal sehen. Allein die Vorstellung, es könnte klappen, stimmt mich euphorisch.

Trotz aller Fortschritte – das Haus, die Grundsituation ist ungut, dazu die Trennung von Leo, es kommen einige Probleme zusammen, die für einen schnellen Wechsel sprechen.

23. JUNI

Heute rief mich, oh Wunder, der Zoffke zu sich. Ich solle erzählen, wie ich die Stationssituation einschätze. Schon komisch, als ob die Probleme nicht hinreichend bekannt wären. Schon lange vor meiner Zeit auf der Frauenstation gab es die bekannten Schwierigkeiten. Nicht umsonst hat unter den Assistenten die Station den Ruf, „das Grab" zu sein – wer die Station überlebt hat, den kann nichts mehr anfechten, so der allgemeine Tenor. Inzwischen tragen jedoch Schwester Helma und Schwester Maria ihren Zweikampf öffentlich aus. Und, geschart um diese beiden Kontrahentinnen, zwei Parteien klüngelnde Schwestern. Jede für sich freundlich und korrekt, aber im Verband ein Chaosclub. Nun hat sich der Personalrat eingeschaltet, so daß der Chef nicht mehr ganz die Augen zukneifen kann. Ich berichtete sachlich, aber deutlich, denn die Verhältnisse sind in der Tat unzumutbar. Als Stationsarzt wird man von den Chefs völlig allein gelassen, und man ist für die Patienten der letzte Anker in einem Sumpf aus Krankheit, Betten- und Schwesternchaos. Wobei man nicht nur moralisch, sondern auch für Medikamente und Therapien verantwortlich ist, die einen Menschen umbringen können, wenn man sich um eine Einheit irrt. Man muß alles überwachen, am besten erledigt man die Arbeiten selbst – aber das ist nicht zu schaffen. Ständig die Überbelegung der Zimmer. Die Chefs nehmen Patienten an, diese erscheinen auf der Station, und dann können wir sehen, wo wir ein Bett, eine freie Ecke herzaubern. Das macht mürbe. Hinzu die beengte Situation der Arbeitsräume. Auch die Schwestern haben keinen Raum (abgesehen vom Klo), wo sie mal einen klaren Gedanken fassen können. Seit Wochen bohrt draußen ganztägig ein Preßlufthammer. Es gibt keine Einzelzimmer. Wird ein Einzelzimmer für einen todkranken Patienten benötigt, schieben wir aus einem der beiden Zweibettzimmer eine Patientin heraus und als „Überbett" in eins der Vier- oder Fünfbettzimmer. Aber dem Zoffke ging es wohl nur sekundär um die Stationsprobleme. Er eröffnete mir nämlich, nachdem er meine Ausführungen angehört hatte, daß ich ab 27. Juni ans Gerät versetzt werde. Die Versetzung wäre für den 1. Juli geplant gewesen, wegen der Urlaubssituation bei den Kollegen am Gerät muß ich schon jetzt diese Arbeit übernehmen. Der Kollege Riemer könne dann allein die Station betreuen (mit dem Studenten an der Seite). Ich hielt das, besonders in Anbetracht der Schwesternsituation, für unmöglich und erklärte dies auch vorsichtig. Bisher hatte jeder die Station allein (ich auch anfänglich), da lernt der Riemer wenigstens das Arbeiten, so der Zoffke eiskalt – er scheint zu wissen, wie Riemers Arbeitsstil ist. Andererseits geht es auch um die Patienten, und wo bekommen wir menschliche Anleitung? Ich sagte, es sei unmöglich, daß ich jetzt ans Gerät ginge.

Jetzt ärgere ich mich über meine spontane Äußerung, denn eigentlich will ich ans Gerät. Am Gerät wird die Therapie vermittelt, die Technik, und die brauche ich zur Ausbildung. Erstens will ich weiterkommen – acht Monate Station sind schon sehr lang, wenn man bedenkt, daß „nur" ein Jahr Strahlentherapie in der Weiterbildung zum Facharzt für Radiologie vorgeschrieben ist. (Eigentlich eineinhalb Jahre, aber mir wird ein halbes Jahr meiner früheren Tätigkeit in der Pathologie anerkannt).

Ich will etwas von der Technik wissen, aus der Praxis und nicht nur aus Büchern. Zwar arbeite ich seit langem in den abendlichen „Gerätediensten" am Bestrahlungsgerät, aber da betreut man primär Patienten – die meisten Neueinstellungen nach den Bestrahlungskonzepten werden tagsüber durchgeführt.

Die Stationsarbeit verzerrt auch den Blick für die guten Seiten der Strahlentherapie, die ja nicht dazu gedacht ist, die Menschen umzubringen (diesen Eindruck gewinne ich häufig auf der Station). Ich muß versuchen, nochmals mit Zoffke zu sprechen, aber wie? Leo meinte auch, ich sei verrückt, wo ich seit langem davon rede, wie satt ich das Gezänke auf der Station habe.

Ich rufe Bruno an, muß mich noch auf ein Bier mit ihm treffen und die mir selbst eingebrockte Suppe nochmal mit ihm umrühren.

29. JUNI

Acht Monate sind am 1. Juli um. Mein Strahlentherapieprojekt, zunächst lang ersehnt, mit Ängsten und Spannung begonnen, dann derartig erdrückend, daß ich dachte, ich schaffe es nicht. Die geliebte, ungeliebte, unschätzbar bewegende Stationsarbeit ist abgeschlossen. Vielleicht werde ich nochmal eine Urlaubsvertretung auf der Station absolvieren, bestimmt suche ich bei den Haus- und Wochenenddiensten mit viel Muße die Patienten auf der Station auf. Aber der große Streß, die täglichen Überraschungen (wer ist gestorben, um wen muß ich mich besonders kümmern, wer schafft es vielleicht doch noch) sind vorbei. Ich habe durchgehalten. Ich kann es nicht genau beschreiben, was ich hier gesehen und erlebt habe, was mich wütend gemacht hat, aber auch hilflos.
Es ist vorbei. Noch kein Abstand, die Erlebnisse ungefiltert, noch ganz nahe dran. Was wird bleiben?
Die Versetzung verlief nach Art des Hauses. Nein, ich brauchte nicht mehr mit Zoffke zu sprechen, sein Plan für mich war längst beschlossen, als er mit mir darüber sprach, mir Fragen stellte und so tat, als könnte ich tatsächlich Einfluß nehmen.
Erneut überschätzte ich den Zoffke. Meine Einwände interessierten ihn überhaupt nicht − warum er mich wohl überhaupt fragte? Aber diesmal verlief es zu meinen Gunsten. Ich bin seit dem 27. Juni ans Gerät versetzt. Am Freitag hatte ich Gelegenheit, ehe Karin in den Urlaub ging, mich über meinen neuen Tätigkeitsbereich zu informieren. Nebenbei mußte ich meine Stationsarbeit abschließen − ein runder Tag. Am Gerät benötigt man funktionierende und leidlich eingearbeitete Leute, ich bin an der Reihe. Ich hab mir nichts vermasselt. Nun ist der Linac 1 mein tägliches Arbeitsfeld. Etwas klamm ist mir nun doch.
Ich muß jetzt vor allem Akten lesen, um die Patienten kennenzulernen. Da hier keine Visiten ablaufen, sondern die Patienten ambulant

kommen, gibt es nicht so intensive Berührungspunkte, man lernt sich schwerer kennen.

Die Schwestern waren enttäuscht, bedauerten offen, daß ich gehe – das tat auch gut. Andererseits ist es unverantwortlich, wie so eine Stationsarbeit abläuft. Auch einige Patienten, denen ich es ja sagen mußte, daß ich gehe, sind traurig.

Ich glaube, daß ich es hier nicht ganz falsch angepackt habe. Nach Kräften, Kenntnissen und Möglichkeiten habe ich wohl eine gute Stationsarbeit geleistet. Mit mehr Unterstützung könnte hier hervorragend gearbeitet werden. Aber im Alltag wird nur die Technik anerkannt und in die Personalpläne eingearbeitet. Die menschliche Betreuung ist Hobby, da können Schwestern, Krankengymnasten, Ärzte und die wenigen ehrenamtlichen Helfer (deren Arbeit nicht zu unterschätzen ist) sehen, was sie leisten können und wollen. Als wirklich wichtige Tätigkeit wird das nicht anerkannt. Ich weiß, daß ich nur so arbeiten konnte, weil ich weder Familie noch Freunde hier habe und meine Zeit von Anfang an begrenzt war. Das ist aber kein Zustand für eine onkologische Krankenstation, und Kontinuität wäre hier besonders wichtig. Wenn der Zoffke kein Personal bekommt, kann er das System nicht ändern. Es bleibt aber trotzdem die Frage, warum er hier keine Leute halten kann. Wohlgemerkt, ich arbeite in einem christlichen Krankenhaus.

Von zwei Patientinnen muß ich noch schreiben. Sie waren mir in unterschiedlicher Weise ans Herz gewachsen, und ihre Krankheit und Therapie scheinen mir symptomatisch für den Stationsbetrieb zu sein. Bevor ich die Station verließ, hatte ich gerade bei diesen Patientinnen noch einige Probleme auszuloten.

Frau Baum verlegte ich am letzten Tag, mit viel Arbeitsaufwand – ein sehnlicher Wunsch aller Beteiligten. Für Frau Schuster überlege ich noch, wie es in Zukunft gehen kann. Bei den meisten Patientinnen schrieb ich jeweils abschließende Vermerke in die Krankenblätter, manchmal mit Vorschlägen zum weiteren Vorgehen, um dem Kollegen Weichen zu stellen.

Ein Abschiedsfest gab es nicht, ich sah keinen Grund dafür. Außerdem habe ich am kommenden Wochenende Dienst, da bin ich ohnehin auf den Stationen.

Ein verschleierter Vollmond vor meinem weit geöffneten Fenster – „es mag derselbe sein", der nun über das heimatliche Dach gleitet.

Eben mit Leo telefoniert. Die Welt ist mit uns im Lot. Ich schreibe morgen weiter.

30. Juni

Frau Baum, eine Patientin mit Rezidiv eines Corpus-Ca, eingewachsen in die Umgebung, den Lymphabfluß im Beckenbereich vollständig blockierend. Austherapiert! Keine Bestrahlung mehr möglich. Seit dem 4. Januar lag sie auf Station. Ich kannte sie zuerst nur von meinen Hausdiensten. Eine etwas zänkische, vitale Alte. Nach der ersten Bestrahlung ging es ihr rasch besser. (Im Oktober hatte man sie an diesem Tumor operiert, nach einer kurzen Erholungsphase hatten die Schmerzen und Blutungen erneut begonnen – das Tumorrezidiv war klar). Sie wurde Anfang Februar aus der stationären Behandlung entlassen. Am gleichen Tag (abends) kam sie zurück: Verdacht auf eine tiefe Beinvenenthrombose. Das bestätigte sich nicht. Merkwürdigerweise gab es danach einen Bruch im Allgemeinzustand der Patientin. Die Schmerzen blieben, zogen von der Glutealmuskulatur in den Oberschenkel, wie bei einer Beckenthrombose. Ungeheure Schmerzen, wir fanden keine Ursache. Frau Baum wurde immer ruhiger, depressiver. Nach und nach, aber irgendwann unübersehbar, wich ihre Energie. Sie kämpfte nicht mehr, kein böses Wort, keine Kritik an den Bettnachbarn. Nach langen Forschungen (die Feindiagnostik ist oft schwierig) bestätigte sich im Glutealmuskel eine Weichteilmetastase, die inzwischen auch den Knochen annagte. Erneute Bestrahlung – Erleichterung für uns, man wußte und konnte handeln. Die Ödeme an ihren Beinen nahmen beidseits zu, langsam kroch die Gewebeflüssigkeit nach oben, irgendwann am Rücken entlang. Frau Baum quoll auf, lag schließlich nur noch wie ein schwammiges Stück Fleisch im Bett, das Gesicht dabei immer hagerer werdend, wie verklärt – ihre Züge, vorher eher grob, wurden zusehens sanfter. Reaktionen zeigte sie nicht mehr. Nach wenigen Bestrahlungen hörten die Schmerzen auf. Der Körper quoll weiter. Plötzlich Sickerblutungen aus dem Darm, eine Strahlenproctitis – keine Metastasen. Wir mußten immer wieder Erythrocytenkonzentrate und Eiweiß verabreichen, um den Kreislauf stabil zu halten. Wenige Besucher kamen zu Frau Baum. Eine ihrer vier Töchter meinte, ihre Mutter wäre

immer sehr hart gewesen, es hätte zwischen ihr und den Kindern kein gutes Verhältnis bestanden. Keiner wolle sie zu sich nehmen.
Frau Baum lag. Sie stand schon lange nicht mehr auf. Irgendwann erlitt sie noch zwei Krampfanfälle. Wir untersuchten mittels CT den Gehirnschädel, Metastasen wurden nicht gefunden. Frau Baum erhielt nun zu den übrigen Medikamenten noch ein Mittel gegen Krampfanfälle – ein weiterer Krampfanfall trat danach nicht mehr auf.
Die täglichen Visiten sind ein Ritual. Sie leben auch von den Reaktionen der Patienten. Ein Arzt schafft es auf die Dauer nicht, eine Patientin zu mobilisieren und einzubeziehen, wenn sie (bewußt oder unbewußt) mit Heiterkeit und freundlicher Ablehnung, scheinbar anspruchslos, im Bett liegt. Ich hatte manchmal Aggressionen, wie wir alle. Dieser sich langsam verformende, sich dem Leben entziehende Körper, dieses stereotype Lächeln, manchmal fanden wir es ironisch, lauernd – wir fühlten uns beobachtet und durchschaut.
Frau Baums Verlegung in ein Pflegeheim war längst überfällig. Schließlich hat man auch der Krankenkasse gegenüber eine Verantwortung. Diese braucht keinen teuren Akutkrankenhausplatz mehr zu finanzieren, wenn keine Therapie mehr erfolgt und keine Besserung des Zustands zu erwarten ist. Ich schaltete die Sozialarbeiterin ein. Aber immer kurz vor der „drohenden" Verlegung ging es Frau Baum akut schlecht, wir mußten intervenieren. Einmal nahmen die Blutungen zu, dann traten neue Schmerzen auf, der Krampfanfall. Wir hatten längst einen zentralen Katheter legen lassen, da keine periphere Vene mehr zu finden war. Ich nahm inzwischen Blut aus der Leistenarterie ab, bis auch das wegen des Ödems nicht mehr gelang. Mittlerweile benötigte sie einen Blasenkatheter, da sie ihre Blase nicht mehr kontrollieren konnte. Sie verweigerte das Umlagern auf die Seite, so daß sich am Gesäß und Rücken offene Stellen bildeten (wie Kafkas Käfer kam sie mir mittlerweile vor). Jetzt klagte Frau Baum überhaupt nicht mehr, sie lächelte nur noch, lag und lag. Mein Oberarzt bezweifelte plötzlich, nachdem der Chef zunächst gedrängt hatte, ob die Verlegung in ein Pflegeheim überhaupt zu verantworten sei, es solle besser ein „Langzeitkrankenhaus" sein. Das ist eine Art Pflegeheim, Endstation mit ärztlicher Betreuung. Die Stationssituation ist da in der Regel nicht anders als hier. Nur ist es offiziell, daß die Patienten „austherapiert" sind und es werden keine aufwendigen Untersuchungen mehr durchgeführt. Die Einrichtung kostet weniger

als ein Akutkrankenhaus, also gibt es noch weniger ausgebildetes Personal. Ich habe erlebt, daß den Patienten die Klingel am Bett abgenommen wurde, da die wenigen Pfleger und Schwestern keine Zeit hatten, um auf die Wünsche der Patienten einzugehen.

Als ich vor Verlassen der Station „Ordnung" herstellte, mobilisierte ich heroisch alle Kräfte und „verkaufte" Frau Baum an das Kreiskrankenhaus Primen. Plötzlich fiel mir ein, daß Frau Baum ursprünglich über dieses Krankenhaus zu uns gekommen war. Eigentlich auch ein Akutkrankenhaus, aber kleinerer Dimension als das Elisabeth-Krankenhaus mit seiner (wirklich!) berühmten Onkologie und Strahlentherapie, somit im Tagessatz billiger. Wie „verkauft" man so einen Patienten (ein beliebtes und anerkanntes Spiel)? Man ruft den diensthabenden Kollegen im betreffenden Krankenhaus an und schildert vorsichtig die noch immer akuten Symptome (akut ist wichtig, sonst kann der Kollege sofort sagen, daß der Patient ja gar nicht mehr in ein Akutkrankenhaus gehört, und von uns direkt in ein Pflegeheim muß). Also schilderte ich die akuten Probleme, ich log nicht, aber ich gewichtete entsprechend. Nun kommt es noch auf die Bettensituation des angesprochenen Kollegen an. In diesem Fall hatten die Primener wohl Betten frei (Merke: freie Betten sind der Untergang eines Krankenhauses, der persönliche Gram der Chefärzte und Verwaltungsdirektoren). Dieses Spiel läuft übrigens viel häufiger umgekehrt. Man ruft uns an, erklärt, ein Patient benötige dringend eine Bestrahlung, dann muß er von uns aufgenommen werden. Oft kommen dann todkranke Patienten, die man nur woanders loswerden will, da ihre Betreuung zu arbeitsintensiv ist und sie therapeutisch kaum mehr interessant sind. Wir Assistenten lehnen, wenn die Stationen belegt sind, möglichst ab und setzen die Patienten auf die Warteliste. Sind der Chef oder der Oberarzt am Telefon, dann bekommt man die Patienten halt als „Nummer fünf" ins Vierbettzimmer geschoben (120prozentige Bettenbelegung ist das Aushängeschild der Verwaltung).

Frau Baum wurde am Freitag, meinem letzten Arbeitstag auf der Station, verlegt. Die Schwestern jubelten (wegen der wegfallenden aufwendigen Pflege, die sich zunehmend schwieriger gestaltete). Wir Ärzte waren erleichtert, weil wir den Anblick und unser Scheitern nicht mehr täglich betrachten mußten. Riemer war begeistert, daß er damit, als zukünftig allein Verantwortlicher, wie er meinte, eine deutlich bessere Startposition bekam. Ich war froh, Frau Baum dem Kollegen nicht „hinterlassen" zu müssen und innerlich auch stolz, daß mir die so häufig geplante Verlegung nun gelungen war. Ich schrieb noch am Freitag einen fünfseitigen Arztbrief (als Verlegungsbrief) – ein Drama -, wobei ich mich noch einmal völlig in die Krankengeschichte vertiefen mußte, da ich ja Frau Baum bereits von der Kollegin „übernommen" hatte. Eigentlich kannte jeder von uns die Patientin, und keiner konnte sie mehr ertragen.

Als ich mich von Frau Baum verabschiedete, blieb sie ruhig und freundlich. Sie bedankte sich für alles und meinte, daß es so gut wäre, nun sei sie näher an ihrem Heimatort.

Schwester Caroline erzählte mir später, ihr habe Frau Baum gesagt, nun sei alles vorbei. Die Therapie hätte nichts gebracht, warum man so lang an ihr herumgedoktert habe, was das alles sollte. Nach Hause käme sie nicht mehr, das wisse sie. Ich hatte ein schlechtes Gewissen und war gleichzeitig erleichtert. Frau Baums tiefliegende, intensive Augen und diesen monströsen Körper werde ich nicht vergessen. Was hätte anders laufen können? Ich weiß es nicht.

Frau Schuster ist eine meiner längsten Patienten. Ich kannte sie schon, als ich noch nicht an eine Tätigkeit auf der Frauenstation dachte. Zuerst war sie mir am Bestrahlungsgerät aufgefallen. Es war damals Winter und sie hatte wohl die erste Chemotherapie hinter sich, mit vollständigem Haarverlust. Demzufolge kam sie stets mit einer kessen weißen Wollmütze zur Bestrahlung – eine Perücke trug sie nie. Sie sah knackig aus, damals noch leicht rundlich, ein tolles Weib. Dazu die frechen, strahlenden, braunen Augen, die einem übermütig zublitzten, ja, und die kuschelige Mütze. Mehr wußte ich damals noch nicht von ihr. Aber wir sahen uns und lächelten uns meist zu, man kannte sich aus der Ferne. Später erlebte ich Frau Schuster näher. Bei meinen Sonntagsvisiten auf der Frauenstation begegneten wir uns. Sie lag im Bett, blaß, nicht mehr so frisch. Damals war noch Frau Haug ihre Bettnachbarin. Diese relativ jungen Frauen, erst Ende 30 oder Anfang 40 hatten ein ähnliches Schicksal. Beide mit nach außen durchgebrochenem Brustkrebs, Knochen- und Hautmetastasen. Beide mit ungebrochener Vitalität und Durchhaltevermögen. Frau Haug etwas burschikoser, sie rauchte damals noch wie ein Schlot und meinte, ein Laster brauche der Mensch. Frau Haug starb sehr rasch, sie bekam durch die Chemotherapie ein akutes Leberversagen. Frau Schuster erlebte den Tod ihrer Bettnachbarin sehr bewußt und brauchte längere Zeit, bis sie ihr Gleichgewicht wieder fand.

Frau Schuster hat vier Kinder. Die älteste Tochter ist 24, sieht wie ein junges Mädchen aus, mit einem Berg Verantwortung, den ich mir nicht zutrauen würde. Sie hat selbst Familie, arbeitet nebenher als Nachtschwester im Krankenhaus, erzieht ihre drei viel jüngeren Geschwister und pflegt in den häuslichen Phasen ihre kranke Mutter. Vor zwei Jahren starb Herr Schuster bei uns auf der Inneren an Leukämie. Dieser Tod schwebt wie ein Schatten über allen Familienmitgliedern. Frau Schuster zieht inzwischen ständig Vergleiche, wenn sie ihre Situation einschätzt.

Obwohl Frau Schuster noch kämpft, werden die „Nachlaßphasen" immer länger, ihre Kräfte schwinden. Einen zentralen Venenkatheter lehnte sie neulich mit der Begründung ab, danach wäre ihr Mann nur noch weggedämmert und gestorben. Seine Situation war sicher anders, er bekam wahrscheinlich viele Schmerz- und Beruhigungsmittel über den Venenkatheter, sie sollte ihn nur zur Ernährung erhalten. Aber das Erlebte sitzt tief. Sie verbindet ihr Ende mit dem Katheter. In einer „schwachen" Minute willigte sie aber doch ein. Bruno hatte sie sanft überredet, war auch beim Katheterlegen dabei. Danach war er allerdings völlig fertig, da sich Frau Schuster so in die Situation hineingesteigert hatte, daß alles zu einem Kampf geworden war – sie schrie wohl und glaubte zu sterben. Der Katheter blieb nicht lange, da er sich an der Einstichstelle entzündete – etwas, was nicht oft vorkommt, aber Frau Schuster war zufrieden, als wir „das Ding" entfernen mußten. Plötzlich drängte Frau Schuster nach Hause, und zwar an meinem letzten Freitag auf Station. Mit ihr persönlich hatte ich zu diesem Zeitpunkt noch gar nicht über meinen geplanten Wechsel gesprochen. Sie wollte unbedingt entlassen werden. Ihre Begründung war, sie wolle zu Hause sterben. Panik – der Hausarzt, von mir darüber informiert, bat händeringend, man möge Frau Schuster nicht entlassen, die Familie wäre völlig mit ihr überfordert; sicher war auch er überfordert. Ihre schuldbewußte Tochter war sichtlich irritiert. Ausgerechnet sie, die die inzwischen zum Kind regredierte Mutter als solches zu behandeln wußte, mit allen Schuldkomplexen und Ansprüchen, mit denen sich „Mütter" überfordern können.

Frau Schuster verließ „gegen ärztlichen Rat" die Station. Wobei ich meine, wir hätten es verantworten können, daß sie ohne diese formelle Klammer ging. Aber alle hatten Angst vor dem Hausarzt. Was kann ein Krankenhaus, insbesondere eine Abteilung wie diese, einem todkranken Menschen noch bieten? Therapie? Der Hausarzt drehte fast durch am Telefon, als er erfuhr, daß Frau Schuster unwiderruflich nach Hause kommt. Sicher berechtigte Ängste vor der drohenden Verantwortung. Nachts raus müssen, wenn die Familie ihn benötigt, Frau Schuster Angst oder Schmerzen bekommt, vielleicht stirbt. Der Hausarzt beschimpfte mich wüst am Telefon. Von Verantwortungslosigkeit und vom Abschieben der Patientin war die Rede, und davon, daß sich Krankenhausärzte alles bequem einrichteten. Viele Beschuldigungen wurden ausgesprochen, aber unterschwellig war von der Angst des Hausarztes die Rede. Und meine Vorgesetzten bekamen daraufhin ebenfalls Angst (so ein Hausarzt ist Öffentlichkeit). Deshalb mußte Frau Schuster tatsächlich unterschreiben, daß sie sich „gegen ärztlichen Rat" entlassen läßt (mit dieser Unterschrift ist das Krankenhaus der Kasse und dem Hausarzt gegenüber abgesichert – der Patient geht, obwohl wir nur die Therapie im Krankenhaus für richtig gehalten haben).
Frau Schuster verließ das Krankenhaus, mir war nicht wohl, ich versprach der Tochter, daß sie mich jederzeit im Dienst anrufen kann.
– Vielleicht besuche ich Frau Schuster einmal zu Hause, vielleicht. Bestimmt wird es ohnehin nicht lange gut gehen, dann wird sie zurückkommen. Oder spürte sie wirklich, daß das Ende nahe ist und drängte deshalb?

5. JULI

Im Spätdienst begegnete mir Herr Trautmann. Er wird seit einiger Zeit wieder bestrahlt, nicht an meinem Gerät, weshalb ich davon nichts wußte. Ich war ziemlich geschockt. Er freute sich, mich zu treffen, meinte allerdings sarkastisch, „er bliebe dem Haus erhalten". Nach seiner Kur hatte er sich vorzüglich erholt und sogar problemlos ganztägig arbeiten können. Wobei er betonte, daß er seinen Alltag besser zu organisieren wisse, als vor der Erkrankung, „Ich lasse mich nicht mehr stressen". Er meinte, daß ihm das Leben nun wichtiger ge-

worden sei. – Vor einigen Wochen entdeckte er erneut vergrößerte Lymphknoten, diesmal unter der rechten Achsel.
Die ärztliche Untersuchung bestätigte das Aufflackern seiner Erkrankung – man bestrahlt erneut.
Herr Trautmann wirkte sehr ruhig, in sich gekehrt. Ich nahm mir Zeit für ihn. Ich glaube, ich nahm mir damit auch Zeit für mich. Die Gespräche mit ihm finde ich immer auch für mich wichtig. Ich kann seine Situation, so denke ich, gut nachvollziehen – aber er muß allein durch, egal, wie der Beistand ist.
Er sieht krank aus, nicht schlimm, aber die anfänglich für mich so auffallende Vitalität ist verschwunden. Ein Mensch, der sich mit seiner Erkrankung einrichten muß. Egal, ob er es akzeptieren kann oder nicht, sein bisheriges Lebenskonzept hat keine Gültigkeit mehr.

18. Juli

Ich „funktioniere" längst am Gerät, am Linearbeschleuniger Linac I. Von mir ist eine Zentnerlast genommen – unbeschreiblich. Natürlich auch hier krebskranke Patienten, aber noch in guter Verfassung. Die Patienten, die ich hier zu betreuen habe, sind fast ausschließlich ambulant, einige kommen von anderen Kliniken, die meisten gehen nach der Bestrahlung wieder nach Hause, leben fast normal. Der Patient kann noch Verantwortung tragen, auch wenn die Therapie von uns gestaltet wird.
Meine Arbeit ist wie in einer großen Praxis, etwas fließbandmäßig. Aber ob ich mir Zeit nehme oder nicht, Kontakte aufbaue, liegt an mir – ich kann selbst bestimmen, jedenfalls in einem gewissen Rahmen, wie ich mit den Leuten umgehe. Die Arbeit befriedigt mich.
Ich untersuche die Patienten, kontrolliere die Bestrahlungsfelder, bin bei den Neueinstellungen dabei. Ich muß die eingestellten Felder am Gerät überprüfen. Manche Tumoren erhalten gegen Ende der Bestrahlungsserie noch eine spezielle „Aufsättigung", um die Dosis im Tumor direkt zu erhöhen. Da stellt man mit dem entsprechenden Tubus das Bestrahlungsfeld direkt nach dem Tastbefund ein, ohne komplizierte Berechnungen. Auch Hautmetastasen benötigen keinen komplizierten Einstellungsplan. Die Dosis kenne ich und Hautmetastasen lassen sich tasten. Nach dem Tastbefund markiere ich selbst

das zu bestrahlende Feld auf der Haut. Bei jeder Neueinstellung ist ein Physiker anwesend. Die Zusammenarbeit ist gut, man lernt viel von den Physikern – eigentlich ist das hier die erste Ausbildung mit direkter Anleitung, wobei diese Einarbeitung von Fachärzten erfolgen sollte. Es werden auch, aufgrund von Szintigrammen, manche Bestrahlungsfelder für den Lymphabfluß direkt am Gerät festgelegt. Oder Lymphknoten, die ich taste: pro Zentimeter Tiefenlage des Knotens werden hier drei Megavolt Elektronen verabreicht. (Elektronen werden immer bei einer Oberflächenbestrahlung verwendet, für die Tiefe sind Photonen nötig, sie besitzen eine größere Eindringtiefe.) Meine Aufzählung klingt so harmlos. Dahinter steckt keine geringe Verantwortung, schließlich arbeiten wir mit Röntgenstrahlen im hochenergetischen Bereich. Manchmal bin ich erstaunt, welches Vertrauen die Verantwortlichen haben (wahrscheinlich liegt es allerdings mehr an ihrem chronischen Zeitmangel). – In anderen Häusern, weiß ich, darf keine Neueinstellung und Erstbestrahlung ohne den Facharzt, zumeist den Ober- oder Chefarzt durchgeführt werden. Denn dabei erfolgt die letzte große Kontrolle, ob alles korrekt berechnet und auf den Patienten genauestens abgestimmt worden ist. Die nachfolgenden Einstellungen werden von den MTR meist allein vorgenommen (man macht nur noch Stichproben oder kontrolliert erneut, wenn beim Patienten unerwartete Reaktionen auftreten). Die MTR sind zwar meist aufmerksam und fit, aber manche Dinge können sie nicht wissen. Ich werde kaum kontrolliert. Die Physiker sind unwahrscheinlich freundlich und die eigentlichen Lehrmeister am Gerät – obwohl ich, der Arzt, als Verantwortlicher zeichne; kurios! Man schreibt Rezepte und überlegt, was zu verordnen ist. Einmal zur Bekämpfung der Strahlennebenwirkungen, aber auch zur Therapieunterstützung. Außerdem Blutabnahmen, Laborkontrollen – und Krankenhauseinweisungen. Ich muß entscheiden können, ob eine ambulante Therapie zu verantworten ist oder ob der Patient besser stationär beobachtet wird. Manchmal bitte ich den Chef oder den Oberarzt hinzu, um eine schwierige Entscheidung zu treffen. (In der Regel kommen sie dann schnell, da sie wissen, daß ihr Rat dringend erforderlich ist.) Auch hier Befundverschlechterungen, so daß die stationäre Einweisung zur letzten oder vorletzten Phase geraten kann. Man muß die Therapiepläne aller Patienten genauestens kennen, da viele Bestrahlungen in Stufen ablaufen, manchmal mit Chemotherapie kombiniert. Einige Patienten müssen z.B. in der ersten und fünften Woche stationär aufgenommen werden, da dann eine ergänzende Zytostase durchzuführen ist. All diese Termine sind genau zu überwachen. Die MTR unterstützen mich dabei, aber die Verantwortung liegt beim Arzt – und wie auf der Station sind die Mitarbeiter unterschiedlich kooperativ. Nach abgeschlossener Therapie vergibt man dann die Kontrolltermine, auch hier nicht nur nach Plan, sondern je nach Befund früher oder später. Es ist viel zu tun: Telefonate und Austausch mit anderen Kliniken, Rücksprachen mit Sozialarbeitern, Hausärzten, Krankenkassen, Kurkliniken. Es fehlt aber die so zwingende unmittelbare Verantwortung für die Patienten. Die Technik und Organisation sind diffiziler. Auch bezüglich der Therapiekonzepte. Zahlenmäßig sind viel mehr Patienten zu „überwachen" als auf der Station. Aber die Patienten sind meist in so gutem Zustand, daß sie sich selbst äußern, einen Arzt sprechen wollen, wenn es ihnen wichtig scheint. Sie sind häufig noch so in ihrem Alltag außerhalb der Krankenhausmauern eingebettet, daß das Bewußtsein des totalen Ausgeliefertseins fehlt.

Die Hilflosigkeit der Patienten und ihrer Angehörigen, auch ein Ausdruck der Unausweichlichkeit einer Erkrankung, empfand ich auf der Station als bedrückend. Ich fühlte mich ständig moralisch verantwortlich, spürte aber gleichzeitig meine Hilflosigkeit. Eine Mischung aus Ohnmacht und Wut, das Gefühl, völlig vereinnahmt und aufgefressen zu werden.

Dann die Schwestern, der Chef. – Ich muß auch hier viel arbeiten, aber ich empfinde mich weniger als Sysiphos. Man betreut einen Patienten, sieht den Fortschritt und kommt zum Schluß. Auch sind die MTR in der Regel kollegialer. Sie sind selbstbewußt, kennen ihre Aufgaben bestens und wissen, daß wir zusammen arbeiten müssen. Interessant ist es allerdings schon, daß fast keine Kontrolle durch die Chefs erfolgt, und wenn ich bedenke, was ich alles zu verantworten habe, wird mir leicht schwummrig. Der Chef kontrolliert seine Therapiebesprechungen, die Röntgenbesprechung, bei den Visiten kontrolliert er, ob die Kurven ordentlich geführt sind – grobe Fehler fallen auf. Aber bisher wurde noch kein von mir eingestelltes Feld begutachtet. Der Chef oder der Oberarzt kommen nur, wenn ich ihnen sage, daß ich unsicher bin oder mit einer Einstellung nicht klar komme. Aber woher weiß ich, ob ich recht habe, wenn ich mich sicher fühle und denke, es ist richtig. Klar, der Physiker berechnet die wesentlichen Felder, aber ich taste, ich beschreibe den Tastbefund, bestimme Tumortiefen, beeinflusse die Bestrahlungsform.

Zusammenfassend muß ich sagen, daß ich hier trotzdem ein kleines Paradies erlebe. Obwohl es nicht einfach ist und manche Problemfälle auftauchen. Viele Patienten werden kränker, als ich erwarte. (Schließlich fingen die meisten Stationspatienten mit der Therapie ambulant an). Aber ich erlebe ein größeres Spektrum an Patienten, und das macht Mut, rückt die Bestrahlungstherapie in ein besseres Licht als bisher.

Immer wieder die Erfahrung, daß es mir schwer fällt, mein Gleichgewicht stabil zu halten. Geht es den Patienten gut, sind die Umstände überschaubar, dann fühle ich mich wohl. – Der körperliche oder psychische Verfall meiner Patienten macht mir angst. Ich kann es kaum ertragen, finde meine Arbeit schal und dilettantisch. Schließlich hat man einen engen, teilweise sehr vertrauten Umgang mit den Patienten, völlig anders als in der Diagnostik oder vielleicht in einer Allgemeinpraxis. Hinzu kommt, daß die Leute wirklich an mehr als einem Schnupfen erkrankt sind. Es geht um Leben oder Tod und um einen Rest „Lebensqualität" – was für ein Wort.

20. JULI

Ich habe schon einmal die tägliche Röntgenbesprechung beschrieben, die große Show der Giganten, die oft nur kleine Würstchen sind, und den Druck, der dabei auf uns Assistenten ausgeübt wird. Inzwischen bin ich sicherer und dadurch entkrampfter geworden. Mein Medizinergedächtnis, das „Fallgedächtnis", hat eine scharfe Schulung durchgemacht. Es funktioniert hervorragend, und wenn mal nicht, so baue ich mir Eselsbrücken, die nicht gleich allen auffallen. Der Mensch ist lernfähig, und meine langjährigen Ausbildungen, Abhängigkeiten und Neuanfänge haben mich geistig geschmeidig gehalten (körperlich nicht immer – der Winter hat mir einige graue Haare beschert und ab und zu dachte ich, jetzt kommen nur noch Alter und Tod).

Manchmal wünschte ich, über diese morgendliche Röntgenbesprechung einen Film zu drehen, vielleicht im Stil von Loriot, durch die

platten Tatsachen entlarvend. Schriftlich läßt es sich kaum darstellen, denn die Mimik der Gladiatoren, die feinen und groben Zwischentöne sind das eigentliche Spiel – es ist verrückt.
So verrückt wie etwa der Dialog heute morgen, der nur zwischen uns und noch ganz ohne die Hauptakteure verlief.
Ich komme in den Besprechungsraum. Roland, inzwischen von der Strahlentherapie in die Röntgendiagnostik gewechselt, ist unser derzeitiger Diagnostikvertreter. Immer „darf" ein Assistent der Diagnostiker die Bilder vorstellen; neben ihm sitzt der Professor, der Obergockel, und ergänzt, macht, je nach Laune, den Kollegen lächerlich, oder, was am häufigsten der Fall ist, streitet mit dem Zoffke. Anfänglich dachte ich, diese Streitgespräche gingen wirklich um die Sache. Inzwischen ist mir aber aufgegangen, daß hier, täglich neu aufbereitet, die Profilneurosen zweier Akteure ihren Schauplatz finden.
Roland sitzt am Alternator und erwartet uns. Karin als unsere erste Vertreterin, auf ihrem Stammplatz in der zweiten Reihe. Ich komme gerade dazu, als Roland Karin (wegen ihrer schwarzen Jeans und einem grauen T-Shirt) fragt: „Ist mal wieder jemand gestorben? Tragen die Assistentinnen zu diesem Anlaß neuerdings das kleine Schwarze?" Karin ganz trocken: „Ja, der Engelke ist gestorben – wie immer nachts um zwei, immer bei mir." Inzwischen kommt einer der Oberärzte dazu, kriegt den Gesprächsrest mit und fragt nach hinten, wo die restliche Assistentenschaft inzwischen die Plätze eingenommen hat: „Ist die Rüger verstorben?" Grölendes Gelächter von Wolf Riemer: „Nein, die lebt immer noch, die ist zäh, die haben die Urologen trotz der zwanzig Punktionen nicht umbringen können." (Man hatte bei ihr eine Nierenfistelung versucht und oft punktieren müssen, es war aber nicht gelungen.) Darauf der Kollege Hubert: „Inzwischen blutet sie allerdings aus der Blase". Alles lacht, ich auch, es ist so absurd – das Gespräch ging in etwa so weiter.
Täglich mit dem Tod einiger Patienten zu rechnen, vielen geht es über lange Zeit extrem schlecht. – Die Patienten sind weitgehend von uns Ärzten und Pflegern abhängig. Anderseits sind wir selbst in ihre Hoffnungen und Ängste verstrickt. Viele Therapien benötigen unseren Glauben, wie könnten wir einem Patienten sonst Hoffnung geben. Wir brauchen Fangnetze, manchmal sogar Mauern, um uns davor zu schützen zu resignieren.

Zynismus, eine Wand, die sich häufig zwischen den Kranken und uns aufmauert. Trauer ist verpönt, wahrscheinlich auf die Dauer nicht auszuhalten. Aber zynisch will ich auch nicht sein – und wer von uns ist der seelische Riese, den das Erlebte, das endlose Sterben und all die Tode kalt läßt? Freundlich und zugewandt bleiben, Trauer empfinden, Hoffnung geben und selbst dabei bestehen können? Andererseits bin ich sicher, daß es auch anders geht – es liegt am Gesamtkonzept, an den Schwerpunkten. „Wie der Herr, so's Gescherr" – ein gutes Sprichwort. Die Medizin mit ihrer eisernen Hierarchie beweist es – Einzelkämpfer rennen da an Wände, und die Stärke, Kollegen für ein Gegenkonzept zu finden habe ich nicht – wie auch?
Mit Bruno lief das automatisch, allerdings in ganz beengtem Rahmen. Wir erkannten ohne Absprache einige Probleme und fanden einen gemeinsamen Arbeitsansatz. Bruno ist aber auch der erste Student, der sofort merkte, daß dies hier eine Anhäufung von Zynikern mit einem arbeitswütigen Macher als Chef ist, wobei am liebsten an den Außenmauern des Klinikums „geputzt" wird. Die meisten Studenten durchschauen die Strukturen kaum. „Wir müssen die Abteilung gut vertreten" – die Technik, die Statistik: Öffentlichkeitsarbeit statt Aufklärung. Der einzelne Mensch? „Belegung, Durchgang, Übernahme" – das sind die Schlagwörter.

27. Juli

Genieße seit geraumer Zeit das Buch „Zen und die Kunst ein Motorrad zu warten". Ein Buch, in dem ich mich festgebissen habe. Ich lese es ganz langsam, denke die Sätze, die Anstöße hallen nach. Vor Jahren hatte ich es schon einmal begonnen. Damals faszinierte es mich nicht. Ich erinnere genau, es war in der schwierigen Zeit des Eingewöhnens in unsere neue Behausung. Leo und ich waren von Berlin nach Süddeutschland umgezogen. Bauten bei Clara und Paul in einem alten Bauernhaus das Dach zur eigenen Wohnung aus. Wir vier haben inzwischen einiges voneinander erfahren und gelernt, eine gute Gemeinschaft gefunden, aber Distanz behalten. Distanz ist für mich so wichtig wie Qualität. Ohne Distanz bin ich nicht bei mir, Distanz zu mir und meinen Gefühlen – ich brauche viel Zeit für die Auseinandersetzung mit den Dingen. Vordergründig geht es oft schnell. Aber da betrüge ich mich selbst und die anderen. Alles hat Echos, die Dinge müssen gedreht und gewendet werden – die Distanz hilft mir beim Ordnen und Resümieren – daraus wachsen die Wurzeln, die den Stamm tragen.

Im „Motorrad-Zen" las ich die Sätze: „Man kann sich erst bewußt sein, einen Baum gesehen zu haben, nachdem man ihn gesehen hat, und zwischen den Augenblicken des Sehens und dem Augenblick des Bewußtwerdens muß eine gewisse Zeitspanne verstreichen. Wir halten diese Zeitspanne manchmal für unwichtig. Aber diese Auffassung, daß die Zeitspanne unwichtig sei, ist durch nichts zu rechtfertigen – durch absolut gar nichts".

„Die Vergangenheit existiert nur in unseren Erinnerungen, die Zukunft nur in unseren Plänen. Die Gegenwart ist die einzige Realität. Der Baum, dessen wir uns intellektuell bewußt werden, ist wegen der kleinen Zeitspanne stets in der Vergangenheit und deshalb bereits irreal. Jedes verstandesmäßig erfaßte Objekt ist jederzeit Vergangenheit und deshalb irreal. Realität ist stets nur der Augenblick des Sehens, bevor die gedankliche Verarbeitung einsetzt. Eine andere Realität gibt es nicht" . . .

Kann ich in einem Tagebuch die Wirklichkeit meines Alltags beschreiben, die Wirklichkeit so eines Krankenhauses? Ich kann es nicht. Es gibt keine Objektivität. Aber auch die Statistik der Erfolge oder Nichterfolge einer Theapie ist subjektiv. Nur, dies wollen die Wissenschaftler nicht sehen. Gerade hier, wo ich so eng mit einer scheinbar objektivierbaren Technik konfrontiert bin, wird mir klar, daß die Selbsttäuschung nur immer perfekter wird. Wenn ich weiß, wie die Megavolt, Elektronen oder Photonen wirken, wenn ich die biologische Wertigkeit eines Tumors kenne, dann brauche ich nur noch einige Formeln und ich habe eine vermeintlich objektive Wissenschaft zur Hand, mit der die Geschwulst scheinbar zu vernichten ist. Was für ein Witz! Die Seele die ist nicht zu objektivieren. Sie ist nur eine große Unbekannte der Strahlentherapie. Die eingezeichneten Bestrahlungsfelder, mein Tastbefund – sind sie wirklich objektiv?

Ich wollte Medizin studieren, unter anderem deshalb, weil mir die Sozialarbeit zu oberflächlich erschien – und jetzt? „Diese präintellektuelle Realität glaubte Phaidros als Qualität zu identifizieren. Da alle intellektuell identifizierbaren Dinge aus dieser präintellektuellen Realität hervorgehen müssen, ist Qualität der Urheber, der Ursprung al-

ler Subjekte und Objekte." – Aber wer definiert die Qualität – die Berechenbarkeit, die persönliche Einstellung, die Moral, die Konsequenz, die Ernsthaftigkeit? „Es gibt nichts Gutes außer man tut es" – so Erich Kästner.
Ich komme nicht voran, kann meine Gedanken nicht ordnen. Gespräche? Es gibt immer Mißverständnisse, wie kann ich mich verständlich machen, wenn ich kaum meine Gedanken fassen kann? Wie hört jemand zu und versteht mich und sich – es gibt keine beschreibbare, keine faßbare Realität!! Schluß, ich finde kein Ergebnis, keine Schlußfolgerung.

1. AUGUST

Ich bin heute erstmals allein mit dem Auto hierher gefahren. Am Montagmorgen – fast schon luxuriös. Ein Linac steht, kaputt, und da durfte ich etwas später kommen. Eigentlich wollte ich einen Tag Urlaub nehmen. Hätte gut gepaßt, besonders jetzt, wo Leo von seinem Nierenstein geplagt wird und nun sogar im Krankenhaus liegt. Aber um 12 Uhr galt es eine Patientin in der Gynäkologie vorzustellen (besonders die gynäkologischen Patientinnen werden oft doppelt betreut. Wir bestrahlen und führen die Chemotherapie durch. Die Gynäkologen, die die Patientinnen zu uns schicken, machen die Zwischen- und Abschlußkontrollen. Mit ihnen besprechen wir einmal wöchentlich die anstehenden Probleme.) – Also kein Urlaubstag, aber wenigstens ein verbummelter Morgen.
Ich hatte Leo am Sonntag, als es ihm besser ging (der Stein sitzt irgendwo prävesical), aus dem Krankenhaus „entführt". Ein geruhsamer Tag mit Sonne und Schatten, aber kein wohliger Tag. Seine drohende Rückkehr in das Krankenhaus hemmte uns. Ist ja auch bekloppt, und ich muß hierher, statt nun bei ihm sein zu können.
Phaidros schreibt auch von den Leuten, die stets in der Vergangenheit oder Zukunft leben (die verkniffenen, schnellfahrenden Autoveteranen, immer von hier nach irgendwo unterwegs, statt das Jetzt, den Augenblick, den Verlauf einer Strecke zu erleben). Mir fällt auch Till Eulenspiegel ein, der stets lachte, wenn er angestrengt den Berg bestieg, und weinte, wenn er leichtfüßig den Berg hinab sprang – das paßt auf mich. Manchmal, wenn ich genieße, kommt gleichzeitig die

Angst, die Situation nicht festhalten zu können. Jetzt leben wir, nicht gestern, heute oder morgen – jetzt, im Augenblick.

Am Wochenende verfolgt mich die Hektik der Woche, ich hadere mit den ungelebten Stunden, die mir vergebens erscheinen. Statt die angenehmen Stunden zu erleben, verbaue ich sie mit der Trauer über das Verlorene oder nicht gelebte.

Ich wollte mit dem Zug zurück nach Schaumburg, aber da hätte ich in Ringsdorf bereits um 18.15 Uhr abfahren müssen. Also mit dem Auto – nun hab ich es mal gemacht, es ging problemlos. Zu zweit ist es trotzdem schöner. Wir finden dann zahllose Themen und führen meist sehr konzentrierte Gespräche. Manchmal hören wir eine Sendung im Radio – oder man fährt nur so, eventuell Gedanken nachhängend, ganz ruhig, vorbei an Kornfeldern und Obstbäumen. Es gibt herrliche Landstriche entlang der Strecke.

Der Samstag mit den Freunden war spannend – Paul sprach über „sein Alter", seine Zukunft. Irgendwie scheint er mir das Thema immer etwas zu kopflastig anzugehen. Etwa dann, wenn er als Ursache seines Ablebens die Explosion eines Atomkraftwerkes sieht. Bin ich zu technikgläubig? Ich glaube nicht. Aber meine Erfahrungen, wie wir krank werden, altern und sterben, sind viel alltäglicher – ohne historische Bedeutung, ganz nebensächlich für die Umwelt. Oder auch die Gespräche über seine Mutter – Für Paul und Clara ist es sicher ernst, aber es klingt oft so emotionslos, so Schritt um Schritt entwickelt, ohne mögliche Fallgruben. Vielleicht sind es auch nur unsere unterschiedlichen Wortwendungen, Ausdrucksformen. Man kann ohne Emotion ein Thema beschreiben, das in Wahrheit, nämlich in anderen Situationen, in uns zahllose Gefühle weckt.

Wir Vier sind wirklich eine spannende Mischung, und mir geht es eigentlich immer besser in unserer Nähe- und Distanzbeziehung. Aber es gibt keine anderen Menschen, Freunde, die mir so fern sein können und mit denen ich zugleich so vertraut bin – seltsam.

Vom „patientenorientierten Defizit-Minimateur" wird noch zu berichten sein. Paul brachte mich auf einen Apparat, der den Patienten maschinell Streicheleinheiten verpaßt, ergänzt um meine Idee, daß die Verwaltung die Coupons dafür verkauft (Privatpatienten kriegen natürlich mehrere Freicoupons, selbstverständlich von ihrer Kasse finanziert).

Heute traf ich Frau Gregor, die zur Nachsorgesprechstunde kam. Ich eilte an ihr vorüber, weil ich sie zunächst nicht erkannte. Sie rief mich dann beim Namen – wir waren freudig überrascht, uns zu sehen. Ihre Haare sind wieder dicht, sie sieht runder aus, die Haut gestrafft. Es gehe ihr ausgezeichnet, erwähnt sie, alles wäre vergessen, nun hätte sie wie in ihren besten Zeiten wieder „mit ihren Pfunden" zu kämpfen.
Also doch, auch einige meiner stationären Patienten haben es geschafft, zumindest für einige Zeit.

4. August

Es ist nicht so, daß die positive Welle am Gerät, die „Genesungswelle" anhält. Die Verantwortung ist eine andere, der Kontakt zum Patienten ist begrenzter. Siebzig Patienten betreut der Arzt am Gerät täglich. Allerdings mit unterschiedlicher Intensität. Die stationären Bestrahlungspatienten werden primär vom Stationsarzt versorgt, da verfolgt der Arzt am Gerät nur den technischen Ablauf, sieht den Patienten zur Ersteinstellung oder in Ausnahmefällen. Dann sind da die stationären Patienten aus anderen Kliniken. Sie benötigen eine intensivere Betreuung, da die Ärzte der auswärtigen Krankenhäuser (ohne Strahlentherapie) mit der Technik und dem Ablauf hier nicht vertraut sind. Hier müssen die Bestrahlungsfelder kontrolliert, die Kollegen zwischendurch auf Veränderungen aufmerksam gemacht werden.
Dann gibt es die Patienten der Chirurgie, deren Tumor operativ entfernt werden soll, ergänzend wird präoperativ eine Bestrahlung zur Tumorverkleinerung durchgeführt – Dafür sind die Chirurgen die primär verantwortlichen Ärzte. Die Planung der Bestrahlung und ihre Ausführung liegt in unserer Hand. Wir bestrahlen auch orthopädische Patienten, die nicht an einem Tumor leiden, sondern wegen degenerativer Veränderungen einen neuen Hüftkopf oder ein neues Hüftgelenk eingesetzt bekamen. Auf die operierte Hüftregion wird eine Gesamtdosis von zehn Gray eingestrahlt, um die Heilungstendenz zu fördern, als Prophylaxe gegen „wilde" Verkalkungen. Die Bestrahlung wird auf eine Woche verteilt (täglich zwei Gray), keine große Strahlendosis. Im Vergleich: Knochenmetastasen werden

durchschnittlich mit dreißig Gray bestrahlt. Diese Patienten sehe ich nur zu Beginn und am Ende der Bestrahlung (einen Arztbrief, wenn auch in diesem Fall einen kurzen, muß ich allerdings immer schreiben).

Es bleiben etwa vierzig ambulante Patienten täglich, für die man allein die Verantwortung trägt. Für sie bin ich der direkte Ansprechpartner. Wenn alles problemlos verläuft, über einen Zeitraum von drei bis sechs Wochen, je nach Konzept. Manche Patienten werden unter der Therapie so krank oder schwach, daß sie stationär aufgenommen werden müssen. Solche kritischen Situationen oder Verläufe muß der Arzt am Gerät rechtzeitig erkennen und ausloten. Einige meiner ambulanten Patienten sind inzwischen tot. Nach längerer guter Zeit kam ein kurzer stationärer Aufenthalt, ehe sie starben. Nur wenige sterben zu Hause. Dies liegt sicher an den Ängsten der Beteiligten, aber auch ganz einfach an der Hoffnung. Bis zum Schluß denken die meisten Patienten oder Angehörigen, daß es im Krankenhaus auf jeden Fall besser werden muß (und dies denken auch einige Ärzte).

Zum Beispiel Herr Engelke: Patient mit metastasiertem Bronchial-Ca. Er war trotz allem relativ fit und kam täglich allein zur Bestrahlung. Noch eine Woche vor seinem überraschenden Tod berichtete er mir schmunzelnd von seinem ursprünglichen Plan. Als er von seiner Krankheit erfuhr, hatte er vor, gemeinsam mit seiner Frau sein Sparkonto aufzulösen. Mit dem Geld wollten sie auf eine ferne Insel fliegen, um hier die letzte Zeit zu genießen. Das Ende sollte der gemeinsame Selbstmord setzen. Aber was macht man, wenn das Geld aufgebraucht ist und es einem so gut geht, daß man noch nicht sterben will? „Nun habe ich mich zur Bestrahlung entschlossen und hoffe, daß ich irgendwie davonkomme". – Zwei Tage später mußte er wegen akuter Leberprobleme aufgenommen werden, daran starb er dann.

Oder Herr Lill – Oropharynx-Ca; ihm hatte der Tumor während der Bestrahlung die Arteria subclavia angenagt, so daß es zu einer langsamen Sickerblutung in die Bronchien gekommen war. Er hustete, fühlte sich elend, nach dem Röntgenbild sah alles nach einer Pneumonie aus. Dann hustete er Blut und ehe wir richtig verstanden, was los war, verblutete er – ähnlich wie Herr Laub. Zwei Tage war er noch stationär behandelt worden. Am Nachmittag sah ich ihn mit seiner Frau im Krankenhausgarten sitzen (er „hing" an verschiedenen Infusionen), und auf meine Bemerkung, daß er sich wohl besser fühle, scherzte er: „Klar, Unkraut verdirbt nicht". Abends kam der Kollege reichlich geschafft zu mir, ich hatte Dienst. Er erzählte, er habe eben mit ansehen müssen, wie Herr Lill in wenigen Minuten verblutete.

Meine Zusammenarbeit mit den Patienten ist unterschiedlich. Mindestens einmal wöchentlich muß ich die Bestrahlungsfelder und Laborwerte kontrollieren, mit den Patienten sprechen. Viele werden allerdings ihrer Gefährdung wegen engmaschiger betreut. Oft muß jeden Tag neu entschieden werden, ob eine Bestrahlung erfolgen kann oder nicht – wenn die Nebenwirkungen (z. B. Hautreaktionen, Durchfälle, Blasenkomplikationen usw.) bedrohlich werden. Manche Patienten suchen selbst öfter das Gespräch oder sind dankbar, wenn ich ihre Ängste „leicht antippe", damit sie darüber reden können. Es gibt aber auch die fröhlichen Verdränger, die alles wegstecken, bei ihnen forciere ich nichts. Nicht selten ruft der Hausarzt an und erzählt von den Ängsten seines Patienten – während der Patient bei mir ganz entspannt wirkt.

Es gibt auch Hausärzte, die aufgrund ihrer eigenen Skepsis der Bestrahlungstherapie gegenüber, ihre Patienten beeinflussen, so daß diese verunsichert und mit der Haltung kommen, die Betreuung würde sowieso nichts helfen – das habe der Hausarzt auch gesagt. In solchen Fällen rufe ich den Hausarzt an, um von ihm selbst zu hören, was er gesagt hat und um unsere Position zu erklären. Dann gibt es Patienten, die von sich aus die Bestrahlung abbrechen, die einfach nicht mehr erscheinen. In diesen Fällen rufe ich ebenfalls an oder schreibe und versuche, sie zum Abschluß der Therapie zu bewegen. (Es gelingt nicht immer – manchmal sind dabei die Argumente der Patienten so einleuchtend, daß ich nicht weiter insistiere.)

Einige Patienten nehmen draußen an Gesprächsgruppen teil. (Besonders die Frauen mit Mamma-Ca, da existieren von den Frauen selbst gegründete Gruppen. Oder die Stomaträger, Menschen mit künstlichem Darmausgang – das sind Erkrankungen oder Therapiefolgen, die nicht leicht zu verdrängen sind, da der Patient täglich unübersehbar mit seinem körperlichen Problem konfrontiert ist.)

Bis eine Therapie abgeschlossen ist, sind längst neue Patienten in der Betreuung. Oft gibt es bis zu fünf „Neueinstellungen" pro Tag; in etwa so viele, wie Therapien beendet werden.

9. August

Ein intensives Wochenende mit Leo liegt hinter mir. Aufgrund der gegenwärtigen Arbeitssituation mußte ich erst am Montag zurück in die Klinik. Noch immer ist ein Linac kaputt, Ute und ich „schichten", da fast alle Patienten an einem Gerät bestrahlt werden müssen. Ich übernehme meist die Spätschicht, da sie wegen ihres Kindes abends gern zu Hause ist.

Dachte zwischendrin öfters über Bruno nach, aber zwiespältig. Andererseits viel Gedanken zu Leo und mir. Leo ist zu Hause, sein Nierenstein, der vorher Dauerkoliken verursachte, hatte sich „beruhigt". Versorgt mit Medikamenten und Unmengen lauen Wassers, fühlt er sich gerüstet und versucht „normal" mit seiner „Zeitbombe" zu leben. Am Sonntag verlor Leo seinen Stein, ganz schmerzlos. Wir freuten uns und waren erleichtert.

Am Abend rief Leos Mutter an und erzählte, daß ihr Schwager verstorben ist. Leos Onkel war krank, aber mit seinem Tod rechneten wir nicht – die Nachricht schlug bei uns ein wie ein Meteorit. Die Tante? Leos Mutter? Das ist in diesem Alter nicht nur ein Schock des Augenblicks, da wird für die direkt Betroffenen die eigene Lebensgeschichte plötzlich abgeschlossen – mehr als vierzig Jahre waren sie verheiratet.

Abends dann ein wunderschöner Sonnenuntergang. Leo meinte: „Das läuft einfach weiter, ob nun einer gestorben ist oder nicht".

Gestern ein sonniges Frühstück auf unserer langsam zuwachsenden Terrasse, wie im Dornröschenschloß – aber wir küssen uns stets selber wach. Später mit „Don Carlos" im Kassettenrecorder auf der zäh fließenden Autobahn. Abends holte mich Leo vom Dienst ab. Aber Schaumburg ist nicht Berlin – keine Kneipe, die uns noch ein kleines Mahl gegönnt hätte. Ein lauer Abendspaziergang – wie ich es mir in Schaumburg oft wünsche. In der Nacht schwitzte ich und konnte kaum schlafen. Wenn mich Dinge aufwühlen, dann schwitze ich in Sturzbächen und habe Schlafstörungen.

Langes Frühstück mit Leo, wir sprachen über uns. Ob wir uns alles gesagt haben, weiß ich nicht – sind wir schon in der Lage, alles zu bedenken? Es gibt da eine Menge eingebauter Sicherungen, die den „Ich-Zug" auf der „Es-Schiene" fahren lassen, mit zahllosen Weichen unseres „Über-Ich". Aber es war ein intensives Gespräch,

wir sind ganz nahe aneinander gerückt. Es geht mir gut – ich hoffe, daß Leo mit gleicher Hochstimmung abbrauste.
Unsere Abschiede sind aufreibend – und vorläufig keine Aussicht auf Besserung. Ich wünsche mir so, daß er etwas von mir mitnahm, so wie ich etwas behalten habe. Beziehungen – Leben – Lieben – jetzt gehe ich duschen, es ist furchtbar schwül hier.
Meine verschiedenen Gesichter. Im Dienst bin ich immer ausgeglichen, stets freundlich, „aufbauend" für Mitarbeiter und Patienten – wie oft ich das schon hörte! Ich verstelle mich nicht, mein Alltags-, mein Arbeitsgesicht ist wirklich so. Meine Selbstzweifel, Unsicherheiten, Unzufriedenheiten, Leidenschaften, überfallen und fesseln mich zu Hause. Wenn ich „nachlasse", zu mir komme, Zeit für mich und meine Freunde habe, stürze ich manchmal in tiefe Löcher, besonders hier – es ärgert mich, aber ich kann es schlecht ändern.

10. AUGUST

Frau Trautmann rief mich heute an. Ihr Mann, so erzählte sie, sei völlig apathisch, könne kaum mehr gehen, seit zwei Tagen „versagten" die Beine. Ins Krankenhaus wolle er auf keinen Fall, er habe auch Angst, daß er wieder bestrahlt werde. – Sie selbst, erzählte sie weinend, wäre nervlich völlig fertig, sie könne ihm keinen Mut mehr machen, da auch sie nicht mehr an Besserung glaube. So könne es allerdings auch nicht weiter gehen, er habe inzwischen wieder massiv an Gewicht verloren, könne oder wolle nichts essen. – Sie berichtete ausführlich und erwartete am Ende Rat von mir. Ich hörte mir ihren Bericht an und versuchte sie zu beruhigen. Wobei ich betonte, daß ich alle Ängste verstehe, daß aber eine „Vogel Strauß"-Politik nicht weiterhelfe. – Ich beharrte darauf, trotz all ihrer „Verhandlungstaktik", daß die Einweisung ins Krankenhaus unumgänglich sei. Wir verblieben so, daß ich mit meinem Oberarzt sprechen würde, um sie anschließend wieder anzurufen. Es ist grundsätzlich schwierig, am Telefon Empfehlungen zu geben, besonders dann, wenn der Patient derzeit gar nicht von uns betreut wird. Außerdem kenne ich zwar Herrn Trautmann gut, aber ich bin momentan nicht für ihn zuständig (die Patienten müssen spüren, daß wir Ärzte hier an einem Strang ziehen). Auch wenn ihr Vertrauen unterschiedlich ist und manchmal mehrere Ärzte einen Patienten im Lauf der Zeit betreut haben). Ambulante Patienten, die sich nicht in der akuten Therapie befinden, werden in der Nachsorgesprechstunde betreut. Nach der Schilderung seiner Probleme, könnte es sich bei Herrn Trautmanns Zustand um eine Depression handeln. Viel eher ist jedoch anzunehmen, daß die Erkrankung auf das zentrale Nervensystem übergegriffen hat, so daß eine rasche Behandlung wichtig ist. Mir ist einigermaßen unwohl.

Die Patienten oder Mitbetroffenen rufen natürlich auch an, um für ihre Ideen, die manchmal Verdrängungsversuche sind, Unterstützung zu erhalten. Ihre Motive dabei kann ich gut verstehen, nur helfen sie nicht weiter.

Anschließend besprach ich die Probleme mit dem für Herrn Trautmann zuständigen Arzt, einem der Oberärzte. Wir kamen zu dem Schluß, daß Herr Trautmann sofort ins Krankenhaus müsse. Wenn die Symptome seelische Ursachen hätten, so sei es wichtig, daß es Herr Trautmann schnell erfährt, daß die Krankheit nicht fortschreitet. Liegt jedoch, was zu befürchten steht, ein Befall des ZNS vor, so kann nur eine rasche Therapie helfen, von allein werden die Beschwerden nicht besser.

Ich rief daraufhin nochmals Frau Trautmann an. Sie war sehr zurückhaltend und meinte, sie wolle nichts über des Kopf ihres Mannes hinweg entscheiden, dieser wisse gar nicht, daß sie angerufen habe. Sie müsse alles überdenken.

Eine furchtbare Situation — aber mehr kann ich nicht tun.

Es gibt einige Patienten, deren Schicksal ich über einen längeren Zeitraum, vom Beginn ihrer Erkrankung bis zu ihrem Tod begleitete. Die meisten waren von ihrer Krankheit bereits gezeichneter als Herrn Trautmann. Trotzdem hoffte ich immer, daß die Therapie helfen könne. Wenn ich an meine früheren Gespräche mit Herrn Trautmann denke — ich glaube, mit meinen Möglichkeiten bin ich für die Strahlentherapie völlig ungeeignet.

11. August

Es ist schwül. Seit Tagen steht ein grauer Dunst vor meinem Fenster. Ich bin mir momentan nicht sicher, ob meine Schlafstörungen von der Arbeit und dem Drumherum kommen, oder ob es nicht einfach am Wetter liegt.
Trautmanns melden sich nicht. Nochmals anrufen wollte ich auch nicht – sie sollen sich nicht unter Druck fühlen –, außerdem werden sie ohnehin so entscheiden, wie sie es für richtig halten. Mein Oberarzt meinte heute, als ich ihn erneut ansprach und dabei auf meinen Zwiespalt hinwies, damit müsse man leben. Recht hat er, wir können nicht mehr tun, als seine rasche Aufnahme ins Krankenhaus anbieten (in Anbetracht unserer derzeitigen Warteliste ein Luxusangebot).
Auch Frau Schusters Tochter ruft noch immer an. Da ist es einfach gut, daß ich zuhöre, damit sie ihre Probleme abladen kann. Frau Schuster fühlt sich schlecht, sie ist so schwach, daß sie nicht mehr aufstehen kann. Da sie zeitweilig verwirrt ist, kann sie nicht allein gelassen werden. Ins Krankenhaus will sie auf gar keinen Fall. Die Tochter und ihre Familie sind völlig in die Krankheit verstrickt. Besonders die Tochter liebt ihre Mutter und hat ständig ein schlechtes Gewissen. Sie ist völlig überfordert und manchmal wünscht sie bestimmt, daß alles vorbei ist. Sie ist schwanger (der jüngste Sohn ist zwei Jahre alt), und natürlich überlegt sie, wie es sein wird, wenn das Kind kommt, das ihre Zuwendung benötigt. Wenn aber die Mutter dann immer noch in diesem hilflosen Zustand ist? Vom Tod der Mutter spricht sie nicht, aber ich habe den Eindruck, daß Frau Schusters Tod eine Erleichterung für die ganze Familie wäre.
Bin von Brunos Clique zum Grillfest eingeladen worden. Richtige Lust habe ich nicht. Ich bin so weit weg von ihren Bedürfnissen, zumeist führen sie ein Studenten- oder Lehrlingsdasein. Andererseits sind sie wahnsinnig nett, oft ziemlich albern, total locker. Außerdem brodelt draußen der fette Sommer und Bruno will mich mit seinem Motorrad abholen. Ablenkung täte ganz gut. – Ich gehe duschen, um meinen Kopf zu klären.

15. August

Herr Trautmann wurde am Wochenende akut aufgenommen – diese Hiobsbotschaft erreicht mich in der morgendlichen Besprechung. Später besuche ich ihn auf Station. Er liegt wieder in einem Vierbettraum, neben seinem „alten" Zimmer. Beide Beine sind gelähmt, er kann nicht mehr aufstehen, in den Armen hat er Sensibilitätsstörungen. Als ich zu ihm kam, blickte er starr nach oben, die Bettdecke bis an den Hals gezogen, weil er dauernd friert; er flüstert nur. Wie tot sah er aus, zum Fürchten. Zwar blitzten seine Augen fröhlich, als ich ihn umarmte, aber nur für einen Moment, dann glich sein Gesicht wieder einer fahlen Maske. – „Nun falle ich hier nicht mehr auf". – Ich hätte heulen können. Bei einer speziellen Rückenmarkuntersuchung hatte man den Befall des Myelons mit Lymphknotengeschwülsten sehen können. – Wir diskutieren mit den Internisten über die bestmögliche Therapie. Wahrscheinlich wird er lokal bestrahlt werden und parallel von den Internisten eine spezielle Chemotherapie erhalten. Ob die Lähmung wirklich zurückgeht, ist mehr als fraglich, die Prognose ist schlecht.

Am Nachmittag besuchte mich Frau Trautmann und erzählte, wie sich alles entwickelt hatte. Sie weinte dabei fast ohne Unterbrechung – die Anspannungen der letzten Zeit haben sie zermürbt. Der Krankenhausaufenthalt ihres Mannes ist bestimmt auch für sie wichtig, um etwas Abstand zu bekommen. Sie betont allerdings, „daß sie ihn hier nicht sterben lasse, sie wolle ihren Mann so schnell wie möglich wieder heim holen".

17. August

Frau Karo, meine mich augenblicklich am intensivsten fordernde Patientin, konnte ich heute überraschend schnell in Rheintal unterbringen. Ihr Vaginaltumor bildete sich unter der Bestrahlung bestens zurück (wie kaum zu erwarten war). Sie hatte schwerste Nebenwirkungen, es mußten mehrere Bestrahlungspausen eingelegt werden und zeitweise wollte sie die gesamte Therapie abbrechen. Ein zähes Ringen, sie zum Durchhalten zu bewegen (und manchmal wußte ich nicht, ob es überhaupt richtig war, sie so massiv zu animieren).

Dann, als wir gerade dachten, sie hätte alles überstanden, kam von Zoffke der Vorschlag, es solle gerade bei ihr, bei dem guten Verlauf, noch eine interstitielle Therapie als Ergänzung angeschlossen werden. Sie hatte ganz zentral noch einen winzigen Tumorrest. Eine weitere Bestrahlung durch die Haut hindurch, auch als gewebeschonende Pendelung, ist nicht mehr möglich, da die angrenzenden Gewebe (der Darm!) zu sehr in Mitleidenschaft gezogen würden. Bei der interstitiellen Therapie „spickt" man den Tumor mit Nadeln, ein teilweiser operativer Eingriff, darüber wird dann für einen kürzeren Zeitraum (etwa dreißig Minuten) eine direkte Bestrahlung vorgenommen (meist mit Iridium) – ein modifiziertes Verfahren der alten Radiumeinlagen. Natürlich keine leichte Sache. Schon das Liegen mit gespreizten Beinen ist für ältere Menschen ziemlich beschwerlich. Die Spikung selbst ist nicht ungefährlich, da die angrenzenden Organe dabei verletzt werden können. Bei uns im Haus beginnt man mit dem Einsatz dieses Verfahrens (Chef und Oberarzt „üben" noch damit), aber die ganz komplizierten Fälle werden vorläufig in Rheintal behandelt, um keine Risiken einzugehen. – Frau Karo geht also nach Rheintal. Allerdings nur, wie sie sich sagte, weil ich ihr zugeraten habe. Es ist schon fatal. Wo ist hier die souveräne Entscheidung eines Patienten? Woher soll er wissen, welche Risiken er eingehen kann und was ihm wirklich nützt. Alles läuft wie eh und je über das Vertrauen zum Arzt. Dieser muß zum Teil Therapien empfehlen, die noch Experimentcharakter haben – aber andererseits kann jedes Verfahren nur in der Praxis erprobt werden.
Morgen will mich Frau Schusters Tochter zum abermaligen Hausbesuch abholen – mir wird diese Kontaktpflege allmählich zuviel. Die Tochter ruft inzwischen täglich an. Lange geht die Geschichte nicht mehr gut, sie ist haushoch überfordert.
Da fällt mir Herr Ludwig ein. Auch er, Ehemann einer Patientin, sucht täglich das Gespräch mit mir. Es geht ihm weniger um seine Frau, es geht ihm um seine Ängste. Das Bewußtsein, daß der Partner unheilbar krank ist, die Angst vor dem Alleinsein, wenn der Partner stirbt. Aber auch das Theater, das viele Partner inszenieren. Herr Ludwig spielt seiner Frau vor, alles würde wieder gut, und er sei „guter Dinge". Von Frau Ludwig weiß ich, daß sie weiß, das es nicht mehr gut wird (sie hat Darmkrebs mit einer schrecklichen Bauchfellkarzinose – ständig Darmverschlüsse durch die Metastasen), aber sie

„darf" ihrem Mann nicht die Hoffnung nehmen. So spielt jeder sein Versteckspiel. Eine häufige Umgangsform hier. Es ist eine Ausnahme, wenn Leute den Draht zueinander finden und über die Situation und die Zukunft offen sprechen können.
Die menschlichen Facetten sind zahllos – zwischendurch habe ich noch immer die Sehnsucht nach der einsamen Insel, kann das alles kaum ertragen, will nichts mehr von Problemen wissen.
Manchmal die Frage: Interessieren mich die Menschen wirklich, oder will ich nur ein netter Doktor sein? Bewegt mich die Eitelkeit?
Herr Trautmann wird nicht mehr bestrahlt, da man sich davon keinen Erfolg mehr verspricht. Die Internisten übernehmen ihn zur Chemotherapie. Ultima ratio. Das letzte Aufgebot. Ich besuche ihn jetzt fast täglich. Ich fühle, daß er aufgegeben hat.
Der jetzt zuständige Kollege meinte, Herr Trautmann sehe die Station als Endpunkt, vielleicht bringe ihm die Verlegung auf eine andere Station neue Hoffnung. (Wir Assistenten waren nämlich zunächst gegen die Verlegung, die wir als eine Abschiebung betrachteten. Die Internisten hätten die Therapie auch konsiliarisch durchgeführt. Aber der Chef wollte, daß die Internisten die ganze Verantwortung übernehmen, daß also Herr Trautmann verlegt wird – obwohl er so lange in unserer Betreuung war.)

24. AUGUST

Müde. Am Freitag ein Anruf von Frau Granold aus dem Klinikum Traumstadt. Sie will mir die Stelle geben! Nur noch der Betriebsrat könnte ein Veto einlegen. Wie im Traum. Eigentlich wäre alles bestens. Siebzig Kilometer näher an zu Hause, ich käme mit der Weiterbildung zum Facharzt voran, denn mir wird nur ein Jahr Strahlentherapie angerechnet. Aber: Angst vor den neuen Anforderungen. Es ist nicht nur eine andere Stelle mit fremden Kollegen – es ist ein fast ganz neues Fach, denn die Computertomografie ist mir noch etwas fremd. Jetzt wo ich hier Boden unter den Füßen bekomme, Sicherheit, Durchblick, – nein, ich will die Stelle, aber ... Und weiterhin das enge Leben in einem Personalwohnheim, mit dem Dienstmuff, der mir die wenigen Freistunden beschwert.

An die Bücher von Laing denke ich viel, seine Wortspiele: Wie verkleiden wir doch unsere Ängste. Fit sein, neugierig bleiben, keine Schwäche zeigen, Beruf, Berufung – Reiseschriftstellerin. Nicht für die Schule lernen wir, für das Leben. Für welches Leben?
Leo überraschte mich gestern mit seinem Besuch, wir haben den Abend genossen – und die Stadt. „Crocodile Dundee", 2. Teil, das hätte nun wirklich nicht sein müssen.
Heute holte Leo Freunde in Konstanz ab – seine Dunkelkammer wird in den nächsten Tagen rauchen. Die Freunde wollen gemeinsam eine große Bilderserie entwickeln. Ich bin gespannt aufs Wochenende. Ich glaube, daß meine Erleichterung überwiegen wird, wenn ich hier aufhöre. Denn die Verhältnisse, bei aller Gewöhnung, sind nicht so, daß ich hier auf Dauer arbeiten wollte. Außerdem sind unsere persönlichen Gegebenheiten derart, daß Leos Umzug nicht sinnvoll erschiene. Um „Haus und Hof" aufzugeben, um hier neu zu beginnen, da müßten schon andere Bedingungen vorliegen.

8. SEPTEMBER

Wenn ich einen neuen Entschluß mit Schwung gefaßt habe, denke ich, das ist es jetzt. Und plötzlich überrollen mich meine eigenen Gegenargumente – alles wieder im Fluß, die Entscheidung in Frage gestellt.
Vier Ereignisse oder Gedanken, die mich derzeit beschäftigen:
1. Traumstadt, die neue Arbeitssituation – ein weiteres Jahr der Trennung von Leo und den Freunden, weiterhin nur häppchenweiser Genuß meines persönlichen Lebensraumes. Was sind siebzig Kilometer näher bei Leo, wenn es weiter bei unserer Wochenendbeziehung bleibt. – Neulich las ich, daß Metallarbeiter bei Daimler Benz, „Gastarbeiter" aus Schleswig-Holstein, seit mehreren Jahren von zu Hause getrennt leben. Sie jagen an den Wochenenden von Stuttgart nach Flensburg und Umgebung und am Sonntag wieder zurück. Ich habe eigentlich keinen Grund mich zu beklagen.
2. Die Medizin an sich; meine Erlebnisse hier sind kein Stimulans für diesen Beruf. Insbesondere auch meine Skepsis gegenüber der „High-Tech-Medizin". Ich kenne zu wenig Leute, um andere Perspektiven entwickeln zu können.

3. Ich selbst, wie ich mir alles genau bedenke. Veränderungen werden nie von heute auf morgen errreicht; müßte ich nicht in der Strahlentherapie bleiben (wenn nicht hier, dann woanders)? Eigentlich liegt mir diese Arbeit – aber da bleibt nichts mehr für mich. Schreiben, die Arbeit in Haus und Garten – das ist mir wichtig und ich will dies nicht nur unter dem leicht abschätzigen Begriff „Hobby" verstanden wissen. Andererseits, vielleicht fände ich woanders bessere Bedingungen und könnte meine Arbeit mit den anderen Erfordernissen besser in Einklang bringen. Diese Strahlenklinik kann doch einfach nicht der Normalfall sein. Aber es bliebe weiterhin bei der Trennung. Vielleicht würden Leo und ich einen Ortswechsel in Kauf nehmen, wenn die äußeren Bedingungen besser wären.
4. Frau Klotz – eine Patientengeschichte, deren Bild sich in diesem Jahr in schauriger Weise gerundet hat.
Die ganzen Sprüche, daß Glück nur zu genießen ist, wenn man auch die Schattenseiten erlebt. Aber dafür reichen mir eigentlich schon die Nachrichtensendungen, die Zeitung, ein Bummel durch die Einkaufsstraße mit all den Pennern, Bettlern und anderen armen Wichten. Glück! Absurd. Da fällt mir die Relativitätstheorie ein: Zeit und Raum sind nicht fest, sie definieren sich nur im Verhältnis zueinander. Die Bewegung als solche kann erst erfaßt werden, wenn wir einen Bezugspunkt finden. Kann ich Glück und Freude wirklich nur verspüren, wenn ich Trauer oder Elend als extreme Bezugspunkte sehe?
Na ja, wovon zuerst. Von meiner Nachurlaubsdepression? Drei Tage Urlaub, die mir wie Wochen vorkamen. Dabei ein herrlicher Wandertag in den kupfergoldenen Spätsommer der nahen Berge. Ich kann genießen. Jetzt wieder die Arbeit, die Kranken, die Enge hinter den Mauern – ich funktioniere noch nicht.
Nun von Frau Klotz, der „Mallorca-Tante". Sie war eine meiner ersten Patientinnen, deren Schicksal mich mit Haut und Haar erfaßte. Ähnlich wie Herr Trautmann. Nur war Frau Klotz weniger unabhängig, sie forderte eine ganz andere Art von Zuwendung. Ich nannte sie für mich die „Mallorca-Tante", weil sie meist so drahtig, sportlich, gestylt, jedem Lebensunheil fern erschien. Ihr Mann ebenso, Abteilungsleiter einer Krankenkasse, der Krankheit bisher wohl nur als statistische Größe erlebt hatte. Man war modisch ‚in', ging gern essen, liebte das Leben in seinem Glanz ohne Fragen nach dem Davor und

Dahinter. Herr Klotz mochte seine Frau sicher. Er wirkte leicht ruppig, wahrscheinlich hier, in der Krankenhausatmosphäre verunsichert — ein alternder Macho. Sie pflegte eine jungmädchenhafte Frische und naive Bewunderung für ihren Mann. Gleichzeitig erzählte sie belustigt, wie irritiert er nun sei, wie er jetzt ohne sie klar kommen muß. An den Wochenenden drängte sie aber nach Hause, um den Haushalt auf Vordermann zu bringen.

Frau Klotz erkrankte im März '87. Einige Monate später begannen die Schulterschmerzen aufgrund von Knochenmetastasen. Wir fanden eine große Metastase in der oberen BWS. Ein Schock — das Ehepaar konnte und wollte nicht begreifen, was sich da anbahnte. Bestrahlung, ein Stützkorsett bis zum Hals, nur noch vorsichtige Bewegung, da das Rückenmark aufgrund der instabilen Wirbelsäule extrem gefährdet wurde.

Dann Besserung, Hoffnung. Bei der ersten Nachuntersuchung im Januar neue Metastasen, jetzt tiefer, in der Lendenwirbelsäule. Erneuter Schock und wieder Bestrahlung. Leider begannen während der Bestrahlung im Bereich der LWS erneut die Schmerzen im Bereich der oberen BWS. Die Kontrolluntersuchungen ergaben keinen neuen Herdbefund. Wir vermuteten, daß sich durch die Bestrahlung und Metastaseneinschmelzung hier Narbengewebe entwickelte, das den Nerv einklemmte. Vage Hypothesen, das durchgeführte Myelon-CT der Wirbelsäule, mit Kontrastgabe, brachte keinerlei Hinweise. Die Schmerzen steigerten sich, und Frau Klotz konnte sie selbst mit schwersten Schmerzmitteln kaum ertragen. Die Verzweiflung schlug in Verärgerung um. Herr Klotz wurde aggressiv. Klar, wenn man gewohnt ist, für sein Geld gefälligst alles zu bekommen, dann will es nicht in den Kopf, daß so eine Erkrankung eine Gratwanderung ist. Die Therapie nur eine Chance, ohne sichere Erfolgsgarantie. Andererseits wuchs auch der Druck für uns. Wir suchten Lösungen — sicher auch, um das Problem vom Tisch zu bekommen. Professor Wolf kam auf die unglückliche Idee, daß die Bilder wegen einer möglichen Operation den Neurochirurgen vorgestellt werden sollten. Wobei er auf die OP-Ablehnung hoffte (man konnte schließlich sehen, welche Risiken so eine Operation birgt). Aber er wollte Herrn und Frau Klotz zeigen, daß es in diesem Fall keine besseren Möglichkeiten gibt. Die optimistischen und betriebsblinden Neurochirurgen stimmten der Operation zu. Wir mußten die „Chance" der Patientin mitteilen. Zoffke, der eigentlich gegen diese Idee war, schilderte das Vorhaben, auch die möglichen Risiken, sehr eindringlich. Wenn Frau Klotz gewollt hätte, dann hätte sie das Gespräch als Warnung vor der Operation aufgefaßt. Andererseits ihre qualvollen Schmerzen. Herr Klotz nahm alles in die Hand. Frau Klotz war aufgeregt wie eine Schülerin vor der ersten Klassenreise. Ein grenzenloser Optimismus beseelte sie, sogar ihre Schmerzen besserten sich. Irgendwie scheint den Leuten die Chirurgie doch vertrauter als die Strahlentherapie. Man schneidet das Übel heraus und dann hat es sich. Aber allein die Darmoperation war ja ein Beweis, daß es bei dieser Art von Erkrankung so einfach in der Regel nicht abgeht. Frau Klotz erbat sich noch einige „Freistunden", um vor der Verlegung in die Neurochirurgie zum Friseur zu gehen.

Wir blieben skeptisch, andererseits waren wir aber auch froh, die Verantwortung abgeben zu können, zumal wir mit unseren Mitteln keine sinnvollen Angebote mehr machen konnten.

So ein Chirurg, der einen Knochenbruch nagelt oder den Blinddarm operiert, ist richtig beneidenswert. Seine Patienten gehen wirklich gesund und munter nach Hause. Aber es gibt auch andere. Und die Neurochirurgen sind sicher vergleichbar mit den Strahlentherapeuten: der Begriff „Gesundung" ist hier oft relativ, und man muß gut mit Frustrationen umgehen können. Andererseits bieten diese differenzierten Techniken auch Chancen. Es gibt komplizierte Operationsmethoden, ohne deren Einsatz ein Mensch unweigerlich zum Pflegefall würde – es stirbt sich nicht so schnell an einer Krankheit. Gelingt der Eingriff nicht, und die Erfolgsgarantie kann hier nicht dieselbe sein wie bei chirurgischen „Bagatelleingriffen", ist der Patient möglicherweise auch ein Pflegefall. Die Patienten oder Angehörigen vergessen dann leicht, daß es die einzige Alternative war, denn die Krankheit selbst hätte in jedem Fall, vielleicht qualvoller, in den gleichen Zustand geführt.

Vor einiger Zeit rief ich in der neurochirurgischen Klinik an. Ich sprach zuerst mit dem zuständigen Onkologen. Dieser ließ durchblicken, alles sei nicht so gut verlaufen. Frau Klotz läge noch immer auf der Intensivstation. Es sei ein sehr schwerer Eingriff gewesen, man habe von vorn und hinten operieren müssen. Ein Bein wäre teilweise gelähmt. Später rief ich nochmals an und konnte mit Frau Klotz sprechen – sie klang fröhlich und meinte, es gehe aufwärts.

Nachdem ich mich längere Zeit nicht gemeldet hatte, rief ich letzte Woche wieder an. Zuerst versuchte ich es zu Hause bei Frau Klotz, da ich annahm, sie müßte nun längst entlassen worden sein. Es meldete sich niemand. So rief ich doch nochmals in der Neurochirurgie an. Von einem Pfleger erfuhr ich, daß Frau Klotz seit einiger Zeit in einem Pflegeheim untergebracht sei. Ich war so entsetzt, daß ich ziemlich heftig wurde und meinte, er würde da wohl eine Patientin verwechseln. Er solle mal in seinen Unterlagen nachsehen, ob wir wirklich von der selben Patientin sprechen. Es war Frau Klotz. Später rief ich erneut an, um mit der Stationsärztin zu sprechen. Ich hatte noch nie wegen einer Patientin solche Empfindungen. Mir wurde schlagartig schwindlig, mein ganzer Körper flirrte, ich hatte das Gefühl, ohnmächtig zu werden. Wirklich, Frau Klotz, diese vitale Frau war in einem Altenpflegeheim in Audorf gelandet. Diese blühende Frau – und ihr Mann, wollte der sie nicht zu sich nehmen? Die Stationsärztin erzählte mir, daß nach einer kurzen guten Phase die Lähmung zugenommen habe, Blase und Darm wurden erfaßt. Dann schossen die Metastasen im ganzen Körper auf. Diese Krankheit ist eine Systemerkrankung. Die Tumorzellen können über die Blut- und Lymphbahnen überall hingeraten. Erst unsichtbare Mikrometastasen, dann schwelende Herde. Frau Klotz entwickelte zusätzlich eine schwere Depression und verlor jedwede Energie. Sie wurde apathisch, teilweise verwirrt. Herr Klotz fühlte sich überfordert. Die Ärztin bestätigte meinen Eindruck, daß dieses Ehepaar sich nur gesund ertragen konnte. Keine Lieblosigkeit des Ehemannes, aber eine völlige Unfähigkeit, Krankheit und die dadurch bedingten Einschränkungen zu akzeptieren. Bestimmt hätte man manches besser machen können, Frau Klotz konnte im Rollstuhl sitzen, so die Ärztin. Das Ende – Frau Klotz im Pflegeheim. Ich hab noch eine Flasche Champagner zu Hause, die sie mir zum Abschied schenkte. Es ist kaum auszuhalten. Ich überlegte, spontan ihren Mann anzurufen, nach der Heimadresse zu fragen, ich wollte sie besuchen. Aber dann gab ich den Gedanken auf. Was könnte ich schon helfen. Und ein Besuch – nur um mein Entsetzen zu vertiefen?
Inzwischen erfuhr ich von Schwester Eva, daß Frau Klotz bereits am 1.9.88 starb. Eine andere ehemalige Patientin hatte bei ihrem Mann angerufen, um sich nach ihr zu erkundigen. Herr Klotz wäre sehr ge-

faßt gewesen, hätte aber zum Ausdruck gebracht, daß „die Ärzte seine Frau auf dem Gewissen haben".

12. S͟ᴇᴘᴛᴇᴍʙᴇʀ

Heute geht es mir gut.
Trotz aller Angst vor der neuen Stelle, und der Unsicherheit, ob es überhaupt dazu kommt, denn der Betriebsrat hat noch immer nicht entschieden.
Ich hatte Wochenenddienst und plötzlich merke ich: das war der letzte Wochenenddienst in der Strahlentherapie, wenn ich in der Röntgendiagnostik bleibe, mein letzter Wochenenddienst als Stationsärztin. Ich habe die Arbeit gern gemacht, der Kontakt mit den Patienten war befriedigend. Aber ich weiß, daß ich mich dieser Anforderung so auf Dauer nicht stellen möchte. Die Art der Verantwortung, der Zwang, stets wie ein rettender Engel über die Stationen zu schweben, das halte ich nicht aus.
Es war ein eher ruhiger Dienst – ich hatte noch nie so wenig zu tun, besonders nachts. Man kann dies erst schätzen, wenn man es erlebt hat: um ein Uhr raus, um Drei und dann nochmal um halb Fünf – immer in voller Aufregung; danach kaum einschlafen können und am Morgen wieder einen funktionierenden Arbeitstag ableisten müssen.
Mein letztes Wochenende verlief so: Freitag normaler Arbeitstag (normal heißt eigentlich immer Hektik, ein ruhiges vor sich hin arbeiten habe ich kaum hier erlebt). Dann um 15 Uhr „Übergabe". Jeden Freitag treffen sich die Stationsärzte mit dem Wochenenddienst, um über die anstehenden Probleme, insbesondere Problempatienten, zu sprechen. Damit man weiß, was man in etwa zu erwarten hat und worauf besonders zu achten ist. Fast immer werden Leute „angeboten", bei denen der Tod ins Haus steht. An diesem Freitag Frau Paff, eine 56jährige Patientin mit multipel metastasiertem Hypernephrom. Sie bekam zu allem eine Hyperkalzämie, eine massive Stoffwechselentgleisung, die besonders bei ausgeprägter Knochenmetastasierung auftritt. Es wird massiv Kalzium aus dem Skelet geschwemmt – das Kalzium kumuliert im Kreislauf und führt zu lebensbedrohlichen Herz- und Nierenbelastungen (der Oberarzt der Anästhesie meinte neulich, daran zu sterben wäre noch am humansten).

Frau Paff erlitt eine hyperkalzämische Krise, die sich so extrem entwickelte, daß man invasivste Medikamente dagegen einsetzte. Vom Mithomycin erlitt sie dann, nachdem das Kalzium sich normalisierte, eine Thrombocytopenie, d. h. einen rapiden Abfall der Blutplättchen auf 15.000/mm, (normal ist zwischen 250.000 und 400.000/mm). Das Blut wird so dünn, daß es einfach die Gefäßwände durchdringt – man kann dann an einer Gehirnblutung sterben. Frau Paff bekam am ganzen Körper Einblutungen – es mußte mit dem Tod gerechnet werden. Ihr werden nun Thrombocytenkonzentrate transfundiert (eine Transfusion kostet 1000 DM).
Die zweite Problempatientin ist Frau Rüger mit metastasiertem Vulva-Ca, Ascites, beginnendem Nierenversagen und schweren Depressionen. Die Patientin hat sich eigentlich aufgegeben.
Dann auf der Privatstation Herr Löblich: ein als schwierig beschriebener Privatpatient „mit wahnsinnigen Ansprüchen": man solle ihn besonders vorsichtig behandeln. Auf der Männerstation Herr Schober mit rezidiviertem Oropharynx-Ca. Er ist völlig geschwächt, massiver Fötor, da der Tumor im Hals zerfällt und bestialisch stinkt. Herr Schober mußte jetzt, damit er nicht erstickte, tracheotomiert werden, und bekam eine Öffnung in die Luftröhre. Trotzdem kommen immer wieder Anfälle massiver Atemnot. Ansonsten keine Probleme, es ist eher ein undramatisches Wochenende zu erwarten.
Bis 16.15 Uhr geht die offizielle Arbeitszeit. Der Hausdienst beginnt erst um 18.00 Uhr (d. h. es wird damit gerechnet, daß die Ärzte auf jeden Fall ihre Dienstzeit überziehen. Denn sonst müßte um 16.15 Uhr der Hausdienst beginnen, da die Stationen nicht ohne ärztliche Versorgung sein dürfen). Ich bleibe in meinem Zimmerchen, da ich Berge von Briefen zu diktieren habe. Meist komme ich in der regulären Arbeitszeit nicht dazu, und meine letzten Dienstnächte waren so hektisch, daß ich keine Ruhe dafür fand. Nun nutze ich die Zeit und diktiere.
Gegen 19 Uhr reicht es mir. Ich beschließe, erst einmal eine Pause einzulegen. In diesem Moment piepst mein Funkgerät, man braucht mich am „Tank". Der Tank ist beim Alternator in der Röntgenabteilung. Während des Hausdienstes sind wir auch für die Diagnostik zuständig – was ich gut finde, um in Übung zu bleiben. Ein Thoraxbild von einem Patienten der Intensivstation ist zu interpretieren, es besteht der Verdacht auf Lungenödem (keine schwierige Diagnose).

Dann eine Routine-Thoraxkontrolle vor OP – ich schaue die Bilder an und schreibe jeweils einen Kurzbefund. Kurzer Schnack mit der MTR. Die Kontakte zu den MTR sind gut, man merkt, daß wir um diese Zeit besonders aufeinander angewiesen sind, da kommt eine Art Gemeinschaftsgefühl auf – stärker als im normalen Dienst. Auch mit den Kollegen der Fremdstationen besteht ein vertrauter Umgang. Jeder weiß, daß er ziemlich allein mit seiner Verantwortung dasteht. Da tun Austausch oder gegenseitige Stärkung gut.
Vom Tank gehe ich auf die Frauenstation und denke, daß ich mal nach Frau Paff schaue. Ich komme gerade rechtzeitig, denn die „Thrombos" sind um 20 Uhr anzuhängen. Gegen 20 Uhr piepst mich Leo an, er steht an der Pforte. Es hat sich so entwickelt, daß er meist am Dienst-Freitag anreist. Wir sitzen dann bis Mitternacht in meinem Dienstzimmer, essen, quatschen und wenn ich gerufen werde, liest Leo oder schaut in die monströse Glotze, die zum Inventar gehört – dieser Luxus wird genehmigt.
Ich hänge die Infusion bei Frau Paff an, schaue nochmals zu Frau Rüger rein, dann ein kurzes Gespräch mit der Nachtschwester. (Sie beginnt ihre Arbeit um 20 Uhr, es ist gut zu wissen, wer Dienst hat. Je unsicherer die Schwester, um so häufiger wird man gerufen.) Ich habe Glück, Schwester Maria ist da. Sie ist erfahren, resolut und freundlich, seit elf Jahren Nachtschwester, zu Hause Familie mit sechs Kindern. Dann eile ich zu Leo an die Pforte, werde aber auf dem Weg erneut vom Tank angepiepst. Leo kennt sich aus, wir begrüßen uns, ich gebe ihm den Schlüssel, so daß er sich selbst im Dienstzimmer „einrichten" kann.
Erneut ein Thorax am Tank, wieder problemlos.
Dann verdrücke ich mich ins Dienstzimmer. Leo erwartet mich bereits mit einem Salat aus Tomaten, Schafkäse und Oliven, dazu Schinkenbrötchen und Sprudel (im Dienst gibt es keinen Alkohol, da bin ich konsequent). Wir klönen, erzählen uns die Woche. Leo verbrachte ganze Tage und halbe Nächte in der Dunkelkammer mit mehreren hundert Auftragsbildern – am Montag hat er Liefertermin beim Verlag. Von den lokalen Politereignissen berichtet er, von Pauls derzeitiger Ausstellung. Über Traumstadt reden wir, über uns, die Zeit.
Nur noch einmal werde ich gerufen, weil auf der Männerstation der Zuckerhaushalt eines Patienten leicht entgleiste, ansonsten ein ruhiger Abend.

Irgendwann trennen wir uns, ich bin ziemlich k.o. Leo fährt zum Wohnheim. Ich bleibe zurück und habe eine ruhige Nacht, – schlafe aber trotzdem schlecht, da ich insgeheim mit allen Möglichkeiten rechne und oft aufwache.
Am Samstag stehe ich um 7.15 Uhr auf, mache mich fertig und frühstücke im Speisesaal. Anschließend Visite bei den nuklearmedizinischen Patienten. Das sind die Patienten, die eigentlich am gesündesten sind. Zur Zerstörung eines Schilddrüsenadenoms bekamen sie Radiojod und müssen jetzt aus Strahlenschutzgründen im Krankenhaus kaserniert sein. Sie sind meist recht fit, aber auch ganz entnervt vor Langeweile, denn sie dürfen ihre Zimmer nicht verlassen, keinen Besuch empfangen und das Pflegepersonal einschließlich der Ärzte läßt die Patienten ebenfalls unbehelligt, da wir ja auch nicht dauernd bestrahlt werden wollen.
Dann Visite auf der Privatstation – vier Patienten (Herr Moos mit metastasierendem Rectum-Ca, Frau Bürger mit metastasiertem Collum-Ca, Schwester Evangelista mit NHL, jetzt ein Lymphombefall des Magens, und Herr Löblich, der Schwierige, mit ausgedehntem Pleuraerguß bei Zustand nach Bestrahlung eines Bronchial-Ca). Mit Herrn Löblich spreche ich am längsten, er kokettiert ganz nett mit seinem Alter, lobt meinen Oberarzt, Dr. Stark, der so vertrauenserweckend auf ihn wirke („Ich könnte mich täglich von ihm punktieren lassen, so gut macht er seine Sache"). Er spricht auch sehr ernst; er wisse, daß er alt sei, und auch, daß er an Lungenkrebs leide. „Man soll aber nur nicht sagen, ein alter Mensch sterbe gern oder würde es als normal ansehen, krank zu sein". „Ich habe viel Erfahrungen mit verschiedenen Menschen gesammelt. Die Würde muß man behalten", meint der frühere Rechtsanwalt. Dann zeigt er mir, wie er („wie man") sich setzt. Dabei setzt er sich erst stöhnend und hält sich am Stuhl fest: „So setzt sich ein alter Mensch ohne Disziplin", erklärt er. Dann setzt er sich erneut, elegant und mit Schwung, sagt, daß es nur aus der Oberschenkelmuskulatur kommen darf. Er begeistert sich und meint, wie toll das sei, dabei habe er zwei künstliche Hüftgelenke, und schon steht er wieder schwungvoll auf. Später meint Herr Löblich, es sei vereinbart, daß er übers Wochenende nach Hause kann, das ginge doch klar? Ich weiß davon zwar nichts, aber wenn es abgesprochen ist (bei den Privatpatienten läuft manches an einem vorbei, da die Chefs uns nicht immer über ihre Vorhaben informie-

ren) – also meinetwegen kann er nach Hause. Später höre ich, wie er zu Schwester Ruth sagt, er ginge am Mittag nach Hause und käme erst am Sonntagabend zurück, Frau Dr. Blum habe es genehmigt – altes Schlitzohr, aber was soll es. Ein Patient ist zwar ein freier Bürger, aber diese Wochenendurlaube sind gar nicht so einfach. Man kann ja einen Patienten deshalb nicht aus dem Krankenhaus entlassen, dies wäre wirklich zuviel Aufwand. Andererseits zahlt die Kasse den vollen Pflegesatz, auch wenn der Patient den Tag gar nicht im Krankenhaus verbringt. Die Kasse darf dies nicht erfahren. Wenn aber ein Patient sich daheim akut verschlechtert, dann wird es ganz haarig. Der von den Angehörigen gerufene Notarzt stellt ja auch seine Rechnung. Man kann in Teufels Küche kommen, weshalb die Chefs diese „Wochenendurlaube" ungern sehen. Die Patienten pokern trotzdem immer wieder, was auch zu verstehen ist. Da müßte es offiziell andere Vereinbarungen mit den Kassen geben. Wir lösen das Problem oft so, daß der Patient unterschreiben muß, daß er gegen ärztlichen Rat nach Hause geht. Passiert dann etwas, so kann nachträglich alles zu einer offiziellen Entlassung gemacht werden, das Risiko wird dem Patienten angelastet. Unter Umständen muß er dann irgendwelche Interventionen aus eigener Tasche bezahlen. Man kann es von allen Seiten betrachten, so jedenfalls, wie die Regelung jetzt ist, ist sie unfair für die Patienten und für die Praxis auf Station unbrauchbar.

Dann die Visite auf der Frauenstation. Hier ist inzwischen eine bessere Personalkonstellation. Schwester Karola, eine Seele von Mensch, ist als zusätzliche Kraft hinzugekommen. Obwohl ich anbiete, wegen der reduzierten Wochenendbesetzung allein Visite zu machen, kommt sie mit (früher mußte ich meist flehen, bis sich eine Schwester fand). Es ist wichtig, die Visite gemeinsam abzustimmen, um sich über die Patienten und ihre Bedürfnisse oder den Therapieverlauf zu informieren. Das Visitenbuch, in das Schwestern und Ärzte Infomationen über die Patienten eintragen, reicht nicht aus, der Eindruck und Austausch vor Ort bringt mehr.

Frau Paff geht es unverändert schlecht ('Status idem', wie wir zu sagen pflegen). Frau Rügers Ascites hat vehement zugenommen. Ich beschließe, den Bauchraum zu punktieren, das „Wasser" abzulassen, um dadurch den Druck auf das Zwerchfell zu mindern. Sie liegt nur noch mit Hechelatmung im Bett, der Bauch ist wie eine Trommel ge-

spannt, der Nabel vorgewölbt. 1500 ml Flüssigkeit lasse ich ab. Nur ein kleiner Teil, mehr ist jetzt nicht möglich, damit nicht durch den raschen Flüssigkeitsentzug ein Eiweißmangelschock auftritt. Sie verspürt wenig Erleichterung.
Anschließend lege ich bei zwei anderen Patientinnen neue Venenzugänge, kontrolliere einige Laborwerte, ordne verschiedene Medikamente an. Auf einen Laborwert muß ich noch warten. Währenddessen eile ich zur Männerstation, um hier die Visite durchzuführen. Hier läuft alles problemlos, keine Besonderheiten. Herrn Schober geht es relativ gut – „stabil". Ich kenne ihn noch von meiner Anfangszeit auf der Männerstation. Er wurde damals primär bestrahlt und erhielt nach Plan in der ersten und fünften Woche eine halbe Stunde vor der Bestrahlung „cis-Platin", ein Chemotherapeutikum, das die Matrix der Tumorzellen schädigt. Wegen der möglichen Nebenwirkungen muß das Zytostatikum unter stationären Bedingungen verabreicht werden. Damals war er noch ein dicker, gemütlich aussehender Mann. Er drängte stets rasch nach Hause, um zu seiner zuckerkranken Frau zu kommen, die er pflegte. Seine Frau liegt jetzt im Korbstädter Krankenhaus, wo ihr wegen Durchblutungsstörungen ein Unterschenkel amputiert wurde. Sie braucht dringender denn je Hilfe. – Herr Schober wird als Pfleger nicht mehr in Frage kommen. Er ist völlig abgemagert, das Gesicht angeschwollen, dann jetzt sein Tracheostoma, um wenigstens atmen zu können. Er sieht apathisch aus – ein bestialischer Gestank lastet im Zimmer – ein Drama.
Nach einer halben Stunde ist meine Visite bei den Männern beendet und ich eile zurück auf die Frauenstation.
Um 11.45 Uhr beende ich meine Arbeit und darf gehen. Für den Rest des Tages habe ich nur Rufbereitschaft. Aber dieser Hintergrunddienst ist nicht ganz so ernst zu nehmen wie damals in Ringsdorf, weil ein anderer Kollege im Krankenhaus direkt einsatzbereit ist und der den „Hintergrund" nur ruft, wenn er einfach nicht mehr klar kommt. Der Kollege fängt übrigens auch morgens um 8 Uhr an. In die Arbeit teilen sich immer ein primärer Diagnostikassistent und ein Strahlenassistent, so wie jetzt. Der Diagnostiker kommt morgens und führt die nötigen Röntgenuntersuchungen durch, schaut sich die Bilder an und diktiert Befunde, stellt die Ergebnisse den Chirurgen vor. Der Strahlenassistent macht in dieser Zeit die Visiten. Je nachdem,

wer Rufbereitschaft hat, verläßt einer das Haus, ein Kollege bleibt als Hausdienst zurück.

Ich treffe mich mit Leo.

Am Sonntag muß ich morgens zurück ins Krankenhaus, um den Hausdienst wieder aufzunehmen – man spricht sich mit dem Kollegen ab, meist genügt es, wenn man um 9 Uhr erscheint. Dann geht der Kollege, der ja nun seit Samstagmorgen im Haus war. Ich komme also um 9 Uhr. Zuerst treffe ich den Kollegen, der mich über alles informiert, oder mir sagt, was ich zu beachten habe. Ich erfahre, daß Schwester Evangelista fast gestorben wäre (nicht, wie erwartet, Frau Paff), – das Krankenhaus bietet immer Überraschungen, kein Tag verläuft wie geplant oder erwartet. Schwester Evangelista ist zur Zeit wegen ihrer Magenlymphome zur Bestrahlung hier. Sie hatte nachts plötzlich massiv Blut erbrochen. Entweder durch die Erkrankung selbst oder durch die Bestrahlung muß es zu Gefäßaufbrüchen gekommen sein. Nachts um 1 Uhr hatte die Nachtschwester sie vor dem Bett in einer Blutlache gefunden. Danach hatte sie noch mehrmals Blut erbrochen. Der Kollege meint, bei der alten und schwerstkranken Frau habe er keine invasive Therapie beginnen wollen, nur Flüssigkeitszufuhr und Beruhigungsmittel sowie Eiswasser zum Trinken. – Solche Entscheidungen sind meist Ermessenssache, je nachdem wie erfahren oder auch mutig der Diensthabende ist, entscheidet er sich für dieses oder jenes Konzept. Wenn die Leute sterben, war es immer falsch, denn die Statistik will Erfolge. Man erhält in jedem Fall einen Rüffel beim „Appell", der immer nach einem Wochenenddienst absolviert werden muß. Je unsicherer oder ehrgeiziger man ist, um so mehr plagt man oft die Patienten, um das Ende zu verlängern. Es muß natürlich überlegt werden: In welchem Zustand ist der Patient? Welche Aussichten hat er? Wie alt ist er? Ich neige inzwischen auch öfter dazu, nur noch das Nötigste zu unternehmen. Wer hier auf Station liegt, der hat, mit wenigen Ausnahmen, seine besseren Tage gelebt und manchmal ist der Lebensrest nur noch eine Qual. Schwester Evangelista ist Jahrgang 1904, schon vor ihrer Erkrankung war sie bettlägerig. – Der Kollege wunderte sich, daß man ihn nicht noch einmal holte, sie müsse noch leben. Wir gingen darauf zusammen auf die Station, er wollte auf der Kurve noch einige Notizen vom Verlauf des nächtlichen Geschehens eintragen – nachts habe er dafür keinen Nerv, wie er meinte.

Wir trafen auf dem Flur Schwester Eva, meine Lieblingsnonne – eine kompetente Krankenschwester, ein Mensch, der aus allen Poren Lebensfreude verströmt, nichts Frömmelndes. Sie meint, Schwester Evangelista ginge es etwas besser, sie habe vorher ein Joghurt gegessen; allerdings sei sie sehr schwach und würde nun wieder schlafen, sie wolle gerade nach ihr sehen. Wir gehen gemeinsam ins Zimmer: Schwester Evangelista liegt mit offenem Mund, halbgeschlossenen Augen und sehr fahl aussehend im Bett. Wir sehen sofort, daß sie tot ist. Schwester Eva meint in ihrer manchmal trockenen, die Dinge auf den Punkt bringenden Art: „Oh, sie schläft wirklich fest". Ich leuchte in die Pupillen, die keinerlei Reaktion zeigen, anschließend höre ich mit meinem Stethoskop ihr Herz ab – alles ist stumm und reglos. Schwester Evangelista muß kurz vorher gestorben sein, sie ist noch ganz warm. Der Kollege meint: „Nun brauchst Du Dir keine Gedanken zu machen, alles ist gelaufen, ist doch nett von mir". – So läuft das, der Ton ist weder roh noch unverständig. Leben und Sterben sind fließende Übergänge; wenn der Endpunkt erreicht ist, dann ist es meist eine Erleichterung – auch für uns. Die manchmal verdammte Technik bietet ja einige Möglichkeiten für blinde Hektik, an deren Ende der Patient zwar auch stirbt, aber der Doktor sich einreden kann, er habe ganz prima gearbeitet. Das muß man auseinanderhalten, denn rasches Handeln bei einem Unfall oder Herzinfarkt (es gibt noch zahllose ähnliche Situationen) kann ein Leben retten. Auch ist mir klar, daß man solche Entscheidungen unter Zeitdruck nicht immer so überlegt treffen kann. Aber hier? Eine Obduktion wird allerdings nicht erfragt, man respektiert, daß Schwester Evangelista Nonne war – den normalsterblichen Angehörigen müssen diese Fragen zugemutet werden.
Dann verabschiede ich meinen Kollegen in den Hintergrunddienst. Nach kurzem Austausch mit Schwester Eva läuft das gleiche Programm wie am Samstag: ich „visitiere" die Stationen, Laborkontrollen etc. Diesmal längeres Gespräch mit Herrn Paul, einem Patienten auf der Männerstation. Er hat ein Rectum-Ca und wird jetzt wegen massivster Schmerzen aufgrund von Knochenmetastasen bestrahlt. Die Schmerzen haben nicht nachgelassen, im Gegenteil.
Herr Paul ist ziemlich am Ende, kämpft mit den Tränen, bewahrt mühsam seine Fassade. Wir sprechen ausführlich, auch darüber, daß manchmal ein Späteffekt der Therapie auftritt, wobei dies bezüglich

der Schmerzen selten ist, aber ich will ihm Mut machen. Wir sprechen auch darüber, daß vielleicht überhaupt eine andere Schmerztherapie durchgeführt werden könnte. Aber es ist schwierig, Herr Paul ist mürbe, ständig Krankenhaus, Therapie, keine Besserung. Dabei sieht er gut aus, fühlt sich sonst nicht schlecht, nur diese Schmerzen – das stellt den Sinn des Lebens für einen Patienten erheblich in Frage.

Die Sonntagsvisiten sind eigentlich immer am intensivsten, und ich kann mir in der Regel Zeit nehmen. Keine Therapiepläne, Neuaufnahmen oder Dienstbesprechungen, die mich hindern. Die Patienten spüren das, sie werden offener, und man erfährt einiges, kann sich näher kommen.

Um 12.40 Uhr habe ich mein Programm absolviert und gehe essen. Die Auswahl liegt zwischen Schweinebraten und Kalbsgulasch. Verseucht mit Chemie ist beides, also Kalbsgulasch, da gibt es Spätzle dazu und die Soße schmeckt besser.

Nach dem Essen drehe ich eine Runde durch den Krankenhausgarten. Dann schau ich beim Tank vorbei – da ist es heute auch ruhig. Die MTR röngt zwischendurch, man braucht mich nicht. Nur wenn die Kollegen unsicher sind, werde ich gerufen. Am häufigsten zu Thorax- oder Abdomenaufnahmen, natürlich auch zu Schädelbildern. Das sind oft schwierige Befunde, da muß „Großadlerauge", also der Radiologe, die Verantwortung übernehmen.

Ich verdrücke mich erneut in mein Linac-Zimmerchen und bin über den Piepser erreichbar. Ich nutze die Ruhe und diktiere weiter Briefe, vielleicht kann ich den Berg heute abtragen. Gegen 14.30 Uhr werde ich von der internistischen Ambulanz angepiepst. Eine ehemalige Strahlentherapiepatientin wurde vom Hausarzt notfallmäßig eingewiesen. Mit dem Internisten gemeinsam habe ich zu entscheiden, was zu tun ist.

Ich untersuche die Patientin, wobei mir der Kollege hilft. Schwierig. Wir erfahren, daß die Patientin vor Jahren bei uns bestrahlt wurde. Sie hat ein metastasiertes Mamma-Ca. Da Sonntag ist, kommen wir nicht an die Akte. Die Patientin ist wenig hilfreich, sie gibt Schmerzen am ganzen Körper an, stöhnt, ist nicht in der Lage, auf Fragen zu antworten. Wir gewinnen den Eindruck, daß der Hausarzt ebenso ratlos war und sie deshalb ins Krankenhaus einwies. Die Patientin ist psychisch zumindest auffällig, vielleicht hysterisch überlagert. Egal

wo wir hinlangen, es schmerzt. Als ich ihr Kalzium spritze, da sie massiv hyperventiliert und Kribbeln am ganzen Körper angibt, sind plötzlich alle Schmerzen verschwunden, es geht ihr gut. Es ist alles verwirrend, so schnell kann man keine vernünftige Diagnose stellen. Wir beschließen, daß ich sie auf der Frauenstation aufnehme (ein fünftes Bett in einem Vierbettzimmer). Neurologische Ausfälle bietet sie nicht, jedenfalls nicht nach meiner groborientierenden Untersuchung. Ich lasse noch den Thorax röntgen, auch da keine Besonderheiten. Die von mir abgenommenen Laborwerte bringen ebenfalls keine neuen Erkenntnisse. Für Montag melde ich ein ‚Knochenscan' an, damit man einen Überblick darüber gewinnt, inwieweit tatsächlich Knochenveränderungen da sind, die möglicherweise die Schmerzen erklären. Als die Patientin auf der Station ist, werde ich noch mehrfach gerufen, da sie immer wieder massivste Schmerzen äußert, sogar schreit, aber keinerlei vernünftige Aussagen machen kann. Wobei auffällt, daß es ihr schlagartig besser geht, wenn ich komme, mich mit ihr beschäftige. Irgendwann spritze ich ihr ein Beruhigungsmittel, darauf wird sie entspannter und „Ruhe kehrt ein". Später hänge ich einen Kochsalztropf an, also mehr ein Placebo – darauf geht es ihr so gut wie nie, alle Probleme scheinen behoben. Sie spricht sogar davon, wieder nach Hause zu gehen – ich vertage dieses Anliegen allerdings, da ich meine, man solle erst einmal sehen, wo die tatsächlichen Ursachen der gegenwärtigen Beschwerden liegen. – Es ist manchmal schwierig, speziell, wenn man die Leute nicht kennt.
Abends werde ich noch zweimal an den Tank gerufen – ansonsten Ruhe. Ich lese. Schreibe an eine Freundin (meine ganze Dienstpost habe ich erledigt). Später gehe ich nochmals über die Stationen, spreche mit den Schwestern, besuche einzelne Patienten. Ein befriedigendes Wochenende, wenn man davon absieht, daß man anwesend sein mußte. Die Dienstpost betrachte ich schon fast gar nicht mehr als Arbeit.
Heute ein gewöhnlicher Montag. Manchmal klammheimliche Freude, besonders beim Betrachten des wie meist übellaunigen Chefs. Ich bin (fast) sicher, daß ich die neue Stelle bekomme.

19. September

Noch immer in Warteposition. Nicht ausgeschlossen, eher wahrscheinlich, daß ich ab 1.11. in der Radiologie des Klinikums Traumstadt arbeite. Wäre ein unglaublicher Glückstreffer, denn mein Jahr in der Strahlentherapie endet am 31.10. Nicht, daß ich schon alles wüßte, aber ich habe mir eine gute Grundlage erarbeitet. Bleiben kann ich natürlich länger. Man ist froh, wenn die Leute selbständig arbeiten können, vor allem, wenn sie hier durchhalten. Ich brauche noch eineinhalb Jahre Diagnostik, davon vor allem CT. Die neue Stelle würde mich sofort ans CT bringen – unvorstellbar. Normalerweise werden Abteilungsneulinge ganz hinten in der CT-Warteliste eingereiht, denn dort sind die Plätze knapp und 'ran wollen alle, ehe sie die höheren Weihen eines Facharztes für Radiologie erhalten.

Die alte Leier: Hoffnung, Angst vor der neuen Stelle, denn ich werde wieder ganz das Greenhorn sein. Auch etwas Bedauern, das hier aufgeben zu müssen – jetzt, wo ich alles kenne, auch die Kolleginnen und Kollegen; einige und speziell am Gerät die MTR, sind sehr sympathisch, und es arbeitet sich gut. Auch die Patienten, die intensive Auseinandersetzung, ganz anders als die meist nur flüchtige Begegnung in der Diagnostik. Aber auch – um nicht wehmütig zu werden – die totale Beanspruchung, das Ausgeliefertsein, die Arroganz und Ignoranz der Vorgesetzen. Ja, wenn es ein Privatpatient ist, dann macht man ein Theater. Ich bin freundlich oder auch unfreundlich, egal ob privat oder nicht. Die Medizin, so wie ich sie hier erlebe, ist eigentlich ein unmenschlicher Apparat aus Technik, Eitelkeit und Geldgier.

Ein intensives Wochenende mit Leo liegt hinter mir. Wir haben uns an den Stromboli-Bildern gefreut. Freunde sind zu Besuch. Ein rundum saftiges Wochenende. Wir verwöhnten uns gegenseitig in der Küche und führten endlose Gespräche. Leo stellte mir Astern auf die Fensterbank – meine Lieblingsherbstblumen – besonders wenn die Sonne schräg ins Zimmer fällt.

21. September

Der Sommer ist zu Ende.
Werde ich Schaumburg vermissen? Bestimmt nicht. Obwohl ich einige Beziehungen knüpfte, die mir sehr wichtig waren. Bruno an erster Stelle, eine phantastische Erfahrung, wie die Arbeit, wenn Kollegen an einem Strang ziehen, anders bewältigt werden kann. Aber auch ganz persönlich.
Ute, die Kollegin, die im Januar bei uns anfing. Sie ist Rumänin, Aussiedlerin. Wir haben immer mehr miteinander gesprochen. Sie erzählte viel von ihrer Situation, auch politisch – die Geschichte des „Großdeutschen Reiches" und seines Größenwahns dauert an. In Rumänien werden die Deutschen oft „Hitlerianer" genannt, damit kann man auf Dauer nicht leben. Andererseits empfand sie die Deutschrumänen oft als überheblich, sie wollte Rumänin sein. Aber das ging auch nicht. Jetzt hier. Sie lebte in einem Aussiedlerlager zwei Jahre zu dritt in einem Raum. Ihr Mann ist Schriftsteller, kann sich aber erst jetzt wieder auf seine Arbeit konzentrieren. Er versorgt den gemeinsamen Sohn, während Ute das Geld verdient.
Wir wollten uns privat treffen, aber das schafften wir nicht. Mal sehen, ob sich da in Zukunft noch Gelegenheiten ergeben. Ute sieht die hiesige Medizin so kritisch wie ich. Sie denkt manchmal daran, sich intensiv mit Naturheilkunde zu beschäftigen.
Die Schwestern, viele Kontakte verliefen nur so zwischen Tür und Angel, auch mit den MTR.
Das ist wahrscheinlich ein abgeschlossenes Kapitel, wenn ich gehe. Denn allein die örtliche Trennung schafft Barrieren.
Ein übervolles Lebensjahr.

23. September

Ich rief morgens Frau Granold an. Sie wußte noch nicht, wie der Personalrat entschieden hatte. Eine halbe Stunde später ihr Rückruf: alles klar!
Glücklicherweise kam mitten im Telefonat gerade Oberarzt Stark herein. Mit ihm kann man vernünftig reden, ihm schildere ich gleich die neue Situation. Er ist natürlich überrascht, meint, das wäre eine

harte Nuß. Der Zoffke hätte bisher wegen meines Einsatzes immer geglaubt, ich wolle Strahlentherapeutin werden. — Merkwürdig, das hat er mir nie vermittelt. Außerdem scheint es mir etwas blauäugig zu sein. Jeder weiß, daß ich für den Fachabschluß noch eineinhalb Jahre Diagnostik benötige und daß mir diese ‚Fließband-Strahlentherapie' zwischendurch ganz schön an die Nieren geht. Was ja nichts damit zu tun hat, daß ich meine Arbeit ordentlich mache.
Ich muß einen günstigen Augenblick finden, um mit Zoffke zu reden — es wird furchtbar werden. Die freundliche Sekretärin meint, besser am Nachmittag — sie weiß allerdings auch, daß solche Mitteilungen nie richtig zu plazieren sind.
Othello — letzter Akt.
Meine Kündigung: Der Zoffke rast und geifert, ich hätte ihn belogen, ich hätte mich für zwei Jahre verpflichtet. Ja, ich habe einen Zweijahresvertrag, weil es keine anderen Arbeitsverträge für Assistenten in der Fachweiterbildung gibt. Und dank dieser Verträge haben Arbeitgeber und Arbeitnehmer das Recht auf vierwöchige Kündigung. Nun nutze ich diese Möglichkeit — ungeheuerlich! Wie ein böses Kind brummt er, nachdem er sich beruhigt hat: „Nein, ich lasse sie nicht gehen, da können sie machen, was sie wollen." Dann die wüste Drohung, ich bekäme kein Zeugnis. Es ist bekloppt, er spinnt, natürlich habe ich Angst, nicht davor, daß er mich nicht gehen läßt, wenigstens das Kündigungsrecht ist nicht von ihm abhängig — ich kündige und gehe, fertig. Aber so ein maßloses Theater, als ich ruhig versuche, ihm alles zu erklären. Ich sage ihm auch, daß ich so nicht mit mir reden lasse, daß er doch einmal in Ruhe nachdenken soll — das bringt ihn nur noch mehr auf die Palme. Unter „Schockeinfluß" rufe ich darauf die Granold an, erkläre die Situation und frage, ob ich nicht erst im Januar beginnen kann. Am Nachmittag trifft mich der Zoffke nochmals auf dem Flur und beschimpft mich ohne die geringste Vorwarnung erneut: ich sei jemand, der sich nur die Rosinen aus dem Kuchen pflücke und nur von einer besseren Stelle zu einer noch besseren Stelle jage, die Arbeit und die Patienten wären mir egal (er weiß, wo er mich treffen kann). Ich laufe dabei wie ein Idiot neben ihm her und erkläre, so ginge es nicht, er solle sich einmal überlegen, wie ich hier gearbeitet habe. Wir fegen an den MTR vorbei in sein Zimmer. Wie auf der Bühne — jetzt könnte ich lachen, der Mann ist total hysterisch und irgendwie schizophren. Nachher beruhigte er

sich einen Augenblick, steigerte sich dann aber in neue Wuttiraden. Ich war darauf so sauer, daß ich nochmals die Granold anrief und meinte, ich würde in jedem Fall zum 1.11. gehen. Sie brauche sich keine Gedanken darüber zu machen, daß ich erst zum Januar beginnen könnte (die muß denken, ich bin verwirrt). Sie meinte dann: „Die Männer sind immer gleich so rasend, ich rufe den Zoffke am Montag nochmal an, dann hat er alles überschlafen, und es sieht sicher anders aus".
Am Nachmittag kam Frau Trautmann zu mir. Sie wirkte ganz aufgelöst, und meinte, ich („Blümchen") sollte doch unbedingt auf Station kommen. Sie glaube, ihr Mann liege im Sterben. Sie erzählte weinend, er wäre seit gestern Abend völlig durcheinander, spreche nur noch von früher, hätte sogar nach seiner Mutter verlangt, die seit Jahren tot ist. Sie habe den Eindruck, die Lähmung schreite voran, er atme auch nicht mehr normal. Ich solle doch mit dem neuen Stationsarzt sprechen, ob man ihren Mann nicht entlassen könne, damit er seine letzten Stunden daheim verbringen kann. – Wir eilten gemeinsam zur Station. Er sieht wirklich moribund aus. – Der Stationsarzt meinte dann, daß es ihm durch die Therapie so schlecht ginge, er hat hohes Fieber (eine mögliche Reaktion auf die Chemotherapie). Er sagte, alles hinge an einem seidenen Faden, aber nun habe man sich zur Therapie entschlossen und müsse abwarten. In diesem Sinn sprachen wir dann mit Frau Trautmann. Sie beruhigte sich und drängte nicht weiter auf Entlassung.
Die Krankheit anzunehmen ist möglich, aber den nahen Tod bewußt zu akzeptieren, das übersteigt die Kraft der meisten Menschen, die der Patienten und die ihrer nahen Angehörigen. Die Patienten, die sich gar nicht mehr gegen den Tod wehrten, taten das meist nicht aus innerer Kraft, sondern aus der totalen Schwäche, sie hatten keine Energiereserven mehr.
Wie gern würde ich immer noch mit jemandem wie der Kübler-Ross sprechen, an einer Supervision oder einer Arbeitsgruppe unter ihrer Anleitung teilnehmen.

26. September

Ein sonniges, sehr zwiespältiges Wochenende liegt hinter mir – der Streß vom Freitag verfolgte mich. Diskussionen mit Leo, dann die Entscheidung, daß ich in jedem Fall zum 1.11. gehe, mich auf keinen Kuhhandel einlasse. Warum auch, so ein Chef fragt ja auch nicht nach dem Befinden seiner Mitarbeiter, geschweige denn nach ihren Bedürfnissen.
Ein herrlicher Herbstspaziergang mit Leos Mutter – Indian summer. Am Sonntag weitere Diskussionen mit Leo. Noch einmal der Gedanke, ob nicht die Strahlentherapie der richtige Berufsweg wäre. Aber egal, auch dann müßte ich zuerst den Facharzt abschließen. Am Nachmittag kurzer Plausch mit Nachbarn. Musikfest im Dorf. Einige Nachbarn sah ich den ganzen Sommer, nein, fast ein Jahr nicht. Mir fallen flüchtige Kontakte nicht leicht, small talk ist mir meist unangenehm. Wenn es sich so ergibt, gut, aber sonst? Jedenfalls ist das Fest ein willkommener Anlaß.
An Freunde in Indien geschrieben. Die sind ein Jahr unterwegs, durch Indien, Ceylon usw. Indien – mein Traumland seit Kindheitstagen. Ob wir auch mal urlaubsintensivere Zeiten erleben? Vielleicht nach dem Facharztabschluß, aber wer weiß. Wie man sich bettet, so liegt man – ohne Beruf fehlt mir ein wichtiger Teil meines Lebens, und außerdem lebt es sich schlecht ohne selbstverdientes Geld, man kann nicht reisen. – Mit einem Beruf, besonders mit meinem, fehlt die Zeit, es gibt kaum Arbeitsplätze mit reduzierter Arbeitszeit, und nach so einem Arbeitsjahr in vier Wochen durch ein Land wie Indien jagen, daß kann und will ich nicht.
Ende der Sommerzeit. Abends Mangoldsuppe, Salat, Weincreme – Abschiedsessen mit Leos Mutter. Sie muß am Dienstag zurück nach Berlin, da wartet man schon auf die „Familienfeuerwehr".
Sie war vor ihrem Ruhestand Krankenschwester und mußte ihre Kinder allein erziehen. Die Hektik sitzt noch immer in ihr und läßt sie kaum zur Ruhe finden, manchmal treibt sie die Angst, nicht mehr gebraucht zu werden. Die Abgrenzung, Spaß für sich allein zu haben oder das Verständnis, daß man sie auch dann mag, wenn sie nicht rastlos tätig ist, gelingt ihr nur schwer – vielleicht war sie ihr ganzes Leben zu fremdbestimmt, jetzt kann sie keinen anderen Standpunkt mehr beziehen.

Heute morgen rief mich der Zoffke nochmals zu sich. Er wirkte zunächst ruhig. Naiv dachte ich, er will alles jetzt in Ruhe besprechen. Mitnichten – er fragte, was er nun der Granold sagen solle, die er jetzt anrufen werde. Ich fragte verdutzt, wie er das meine, worauf er erwiderte, ich hätte nicht die nötigen Kriterien erfüllt, um die Ausbildungszeit in der Strahlentherapie anerkannt zu bekommen. „Ich werde ihr das jetzt sagen, und wenn sie sie danach noch haben will, dann können sie gehen. Aber von mir kriegen sie kein Zeugnis", fügte er demonstrativ hinzu. Darauf erklärte ich, dies sei eine glatte Erpressung. Dann sprach er davon, er wolle ein Exempel statuieren. Er könne mir ein Arbeitszeugnis geben, da hätte er nichts auszusetzen. Für eine ordentliche Ausbildung in Strahlentherapie reiche ein Jahr aber nicht aus. So könne man nicht arbeiten. Ich hätte noch keine Ambulanz, kein Afterloading – pipapo. Auf mein Argument, das hätten andere Kollegen auch nicht absolviert, das sei auch nicht vorgeschrieben, schließlich hätten manche Strahlenkliniken gar nicht die Einrichtung dafür, ging er nicht ein. Ich erwähnte, der Professor selbst habe den Roland nach einem Jahr in die Diagnostik versetzt, abgeworben. Es half alles nichts. Er fragte ernsthaft schon wieder, was er nun der Granold sagen soll. Ich stand auf und meinte, er könne ihr sagen, daß ich zum 1.11. bei ihr anfangen würde. Dann ging ich aus dem Zimmer.

Epikrise

Bevor ich am 1.11.1988 mit meiner Arbeit in der Computertomographie begann, fuhren wir 14 Tage nach New York, um Freunde zu besuchen und Kultur zu tanken, insbesondere um weit weg zu tauchen. Neue Arbeitsabläufe, fremde Kollegen, eine ganz andere Zusammenarbeit mit Patienten – ich kam zunächst nicht mehr zum Nachdenken über mein Jahr in der Strahlentherapie. Auch meine Aufzeichnungen mochte ich nicht zur Hand nehmen.
Nach etwa drei Monaten, als die ersten Probleme gelöst waren, merkte ich, daß viele Erinnerungen aufkamen. Ich träumte häufiger von der Strahlentherapie – manchmal mit einem „schlechten Gewissen": Patienten begegnen mir, werfen mir vor, daß ich einfach so gegangen bin.

Irgendwann las ich gierig meine Notizen und beschloß, nicht zu verdrängen oder zu vergessen.
Dieses Jahr vermittelte mir ganz neue Erkenntnisse. Nicht zuletzt war es der Auslöser dafür, in meinem Beruf noch einmal neue Wege zu suchen. Nie zuvor hatte ich in diesem Ausmaß erlebt, wie sich die Medizin in ihren Ansprüchen von der Praxis, dem Umgang mit lebendigen Menschen, entfernte. Das Ignorieren des ganzen Menschen, so wie ich es erlebte, scheint mir ein zentrales Problem, kein Einzelfall. Der Mensch als Patient wird in der Regel entpersonifiziert und nur noch als zu reparierendes Objekt betrachtet: man tauscht ein kaputtes Teil aus und die Maschine läuft wieder. Manchmal geht dieses Konzept natürlich auf, denn es existieren einige medizinische Bereiche, wo es allein auf eine perfekte Technik, Organmedizin ankommt. Auch die Erwartungen der Patienten orientieren sich an diesen Vorgaben. Keine Zeitung, die nicht ausführlich über Herz- und Nierentransplantationen berichtet. Ich kenne Dialysepatienten, die nach einer Nierentransplantation, auf die sie jahrelang warten mußten, ihr Leben wieder als neu geschenkt empfanden. Die Unabhängigkeit von Apparaten und minutiöser Zeiteinteilung, auch die Unabhängigkeit von der zwingenden, regelmäßigen ärztlichen Betreuung wurde durch die Nierentransplantation erreicht. Nicht zuletzt bringt die Radio-Onkologie großartige Therapieerfolge. Und es existieren onkologische Abteilungen, die nicht nur technisch vorbildlich ausgestattet sind, sondern auch mit Psychologen, Spezialpflegern und unter Einbeziehung der Angehörigen eine optimale Pflege und Betreuung leisten. Das Thema hat viele Aspekte. Der Einsatz von Technik ist nicht unmenschlich, aber der Umgang mit ihr und mit den von der Technik abhängigen Patienten steht und fällt mit den hier tätigen Menschen und deren Bewußtsein. Das Prestige einer solchen Abteilung oder ihres Chefs hängt unmittelbar davon ab, für welche Zwecke Gelder zur Verfügung gestellt und welche Schwerpunkte gesetzt werden. Vielleicht trifft der Vergleich mit dem Besen des Zauberlehrlings: Aufmerksamkeit ist geboten. Das „Normale" sind nicht die Abteilungen mit der Sonderausstattung. Und daraus ergibt sich mein zweiter Kritikpunkt:
Die Fragwürdigkeit einer Ausbildung zum Arzt für Humanmedizin, die Technik, Labor, Apparate und Chemie als therapiebestimmend in den Mittelpunkt stellt.

Ich meine nicht, daß Medizin ohne solides Handwerk, gutes Wissen in Anatomie, Physiologie, Pharmakologie et cetera möglich ist. Ich selbst arbeitete nach meinem Examen zwei Jahre lang in der Pathologie eines größeren Krankenhauses. Ich sezierte, erhob histologische Befunde und vertiefte mein Wissen über Krankheitszusammenhänge anhand klinischer Parameter, Theorie und eigenen Studien. Viele Tode waren jedoch auch hier nicht erklärlich, und selbst in diesem Fachbereich kamen wir manchmal nicht ohne eine Diskussion über seelische Zusammenhänge bei der Krankheit bzw. dem Tod eines Menschen aus. Trotzdem galten während meines Studiums Auseinandersetzungen mit dem ganzen Menschen, Fragen der Psychologie und Ethik als „Spielereien am Rande". Diese Probleme wurden in kleinen Seminaren für Spezialinteressierte („Spinner") angeboten und auch nur von wenigen angenommen.

Den ersten intensiven Kontakt mit kranken Menschen hatte ich in freiwilligen Nachtdiensten. Um mein Studiengeld aufzubessern, arbeitete ich einige Jahre in Krankenhäusern und Pflegeheimen als Nachtwache. Die hier gesammelten Erfahrungen bildeten die Basis für Entscheidungen in meiner Medizinerlaufbahn. Nach dem vorgegebenen Studienablauf kann ein Student problemlos ohne solche Kontakte zu Patienten seine Ausbildung hervorragend absolvieren. Eines Tages wird er dann in einen komplizierten Stationsablauf geworfen. Dieser fordert von ihm nicht nur sehr viele medizinische und technische Kenntnisse, sondern auch ein hohes Maß an administrativer Tätigkeit, auf die er in seinem Studium ebenfalls nicht vorbereitet wurde.

Ob unter diesen Umständen ein junger Assistenzarzt erkennt, daß der Umgang mit Menschen im Zentrum seiner Arbeit stehen sollte, hängt primär von seiner persönlichen Einstellung ab. Die Erfordernisse des Klinikalltags, das Stationsklima, der Umgang der Kollegen miteinander werden jedoch wesentlich von der Chefhierarchie bestimmt. Ob er dabei die Kraft hat, gegen den Strom zu schwimmen, ist fraglich, zumal der Assistenzarzt in seinem Fortkommen (Fachweiterbildung etc.) unmittelbar vom Chef abhängig ist. Andererseits steht der Chef selbst in Zwängen, denen er sich nur schwer entziehen kann.

Die hierarchischen Strukturen im Krankenhaus haben sich partiell geändert. Der Faktor Verwaltung ist gewichtiger geworden, Schlagwörter wie Kostendämpfung, Bettenabbau, Klassengesellschaft und so weiter sind Ausdruck der neuen Krankenhaussituation. Garanten für eine bessere Versorgung der Patienten und Therapieeffizienz sind sie nicht. Die neuen Götter sind einerseits die grauen Eminenzen der Verwaltung und andererseits die karrierebesessenen Universitätsabsolventen, die geknechtet Sprosse um Sprosse erklimmen. Veröffentlichungen, Erhebung von Statistiken und Spezialwissen sind die Sprossen auf der Karriereleiter. Ganz konkret nochmals auf die Strahlentherapie bezogen: der Patientendurchlauf an einem Bestrahlungsgerät, auf der Abteilung, die Größe des „Patientengutes", die treffliche Selbstdarstellung der wissenschaftlichen Präsenz eines Chefs bestimmen den Erfolg und die Güte einer Abteilung, sind Aushängeschild eines Krankenhauses.

Und die Patienten selbst, ihre Angehörigen? Der „Wirtschaftszweig" Gesundheit ist kaum durchschaubar. Die Gesunden wollen sich nicht damit auseinandersetzen. Ein kranker Mensch ist ausgeliefert, nur die Hoffnung läßt vieles erträglicher werden. Ärzte, Verwaltungen, Krankenkassen, der Stellenwert der Pharmaindustrie und High-Tech-Medizin, die ganze Gesundheitspolitik sind Ausdruck unserer Gesellschaft. Wie gehen wir Menschen miteinander um? Was lassen wir als Alltagsfragen zu? Was interessiert die Menschen in ihrem Leben, in Freundschaft, Familie, Nachbarschaft? Wie integrieren wir Behinderung, Krankheit, Alter, den Tod in unser Dasein? Anfang und Ende des Lebens, Geburt und Tod, so scheint es mir, spielen sich in sterilen Krankenzimmern und Pflegeeinheiten ab. Dazwischen leben wir eingebettet in eine Werbemaschinerie, die oft Attrappen als Lebensfreude anpreist, sich in Sprechblasen wie „in sein", „jung sein", „Erfolg haben" usw. ausdrückt. Krankheit den Kranken. Wer sich kümmern will, bitte, der ist selbst schuld.

Die „Industrialisierung" unseres Gesundheitswesens hat noch nicht ihr Ende erreicht. (Wobei das düstere Kapitel der Pflegeheime hier nur am Rande einfloß. Auch dieses Thema ist ein Ausdruck unserer Gesellschaft.) Die Lobby der Industrie und der grenzenlose Ehrgeiz medizinischer Macher, im Verbund mit allein nach buchhalterischen Gesichtspunkten agierenden Verwaltungen, sind eine Seite. Die Hilflosigkeit, aber auch die Gedankenlosigkeit und das fehlende Interesse der Noch-Gesunden, sich mit Krankheit und Tod auseinanderzusetzen, sind die andere Seite, die die Expansion solcher Gesundheitsfabriken (oder Krankheitsfabriken?) ermöglichen.

„Auf dem Ersten Deutschen Krankenhaustag in Köln wurde ‚Ein Wort der Krankenhäuser an die Öffentlichkeit' verlesen. In diesem heißt es, daß in der Bundesrepublik mindestens 30.000 Krankenbetten fehlen.
Sollen diese neuen Krankenhäuser nach altem oder neuem Muster gebaut werden? Sollen nur ihre Fenster breiter, ihre Aufzüge schneller, ihre Apparaturen perfekter werden? Soll das Konzept von Krankheit dabei das gleiche bleiben, und auch der innere Aufbau, diese soziale Eigenstruktur? Wird man lediglich 30.000 zu 537.000 schon vorhandenen Betten hinzufügen? Oder wird man prinzipiell experimentieren? Zum Beispiel Kliniken bauen, deren größte Spezialeinheiten vierzig Betten nicht übersteigen, die Höchstzahl von Kranken, die ein leitender Arzt bei der Differenzierung der heutigen Heilkunde tatsächlich noch übersehen und mit Assistenz behandeln kann? Wird man solche Kliniken nach dem Prinzip nachbarlich integrierter Leistungsgruppen planen, statt nach dem Prototyp des Fließbandes oder der Förderstraße? Wird man Budgetausschüsse und Parlamente davon überzeugen können, daß man nur mit solchen Versuchen sich in der Richtung einer wirkungsvollen Gesundheitspolitik und Prophylaxe vortasten kann? Oder werden die Regierungen, vielleicht sogar die Universitäten, die Initiative ergreifen und die heillos überbürdeten Klinikleiter von der Last ihrer klinischen Mammute mit allem ihnen innewohnenden Verwaltungsballast befreien und so auf eine innere Neustrukturierung drängen zum Segen ungestörter klinischer Arbeit und Forschung, zum Segen des ärztlichen Nachwuchses und des Pflegepersonals – zum Segen des Patienten? Das bedeutete nicht zuletzt, daß Selbstüberwindung und Selbstkontrolle über unaufgeklärtes autoritäres Machtstreben und überholte Vorstellungen von Sozialprestige, Macht- und Honoraranspruch siegten. Das wird geschehen – früher oder später. Gütlich, so ist zu fürchten, kaum. Darin liegt freilich viel individuelles und allgemeingesellschaftliches Geschick beschlossen. Auf diesem Weg werden Medizin und Sozialwissenschaften einander viel zu sagen haben."
Das schrieb Alexander Mitscherlich bereits 1967 in seinem Buch „Krankheit als Konflikt". Und die Folgen, wo sind sie?

In den Tagebuchnotizen wurden folgende Bücher erwähnt:

Conze, Edward: „Der Buddhismus". Stuttgart 81986
Haushofer, Marlen: „Die Wand". Düsseldorf 1983
Kübler-Ross, Elisabeth: „Interviews mit Sterbenden". Stuttgart 1971
Kübler-Ross, Elisabeth: „Befreiung aus der Angst". Stuttgart 1983
Laing, Ronald D.: „Phänomenologie der Erfahrung". München 1975
Pirsig, Robert M.: „Zen und die Kunst ein Motorrad zu warten". Frankfurt 1984
Mitscherlich, Alexander: „Krankheit als Konflikt". Studien zur psychosomatischen Medizin. München 1974/75